難經四字歌訣

主编 夏西超

郑州大学出版社

一損損于皮毛,皮聚而毛落;二損損于血脉,血脉

三損損于肌肉,肌肉消

損于筋,筋緩不能收

虚少,饮

瘦,

持;顶于骨,骨痿不能起于床。反此者,

之病;二上者,骨痿不能起于床者死;从上

者,皮聚而毛落者死。治損之法奈何?然:損其肺

者,益其气;損其心者,调其荣卫;損其脾者,周

图书在版编目(CIP)数据

难经四字歌诀 / 夏西超主编. — 郑州：郑州大学出版社，2023.1
ISBN 978-7-5645-9295-0

Ⅰ．①难…　Ⅱ．①夏…　Ⅲ．①《难经》-注释
Ⅳ．①R221.9

中国版本图书馆 CIP 数据核字(2022)第 235162 号

难经四字歌诀

NANJING SIZI GEJUE

策划编辑	李龙传		封面设计	苏永生
责任编辑	张彦勤		版式设计	苏永生
责任校对	薛　晗		责任监制	李瑞卿

出版发行	郑州大学出版社		地　　址	郑州市大学路 40 号(450052)
出版人	孙保营		网　　址	http://www.zzup.cn
经　销	全国新华书店		发行电话	0371-66966070
印　刷	郑州龙洋印务有限公司			
开　本	710 mm×1 010 mm　1 / 16			
印　张	8.75		字　数	163 千字
版　次	2023 年 1 月第 1 版		印　次	2023 年 1 月第 1 次印刷

书　号	ISBN 978-5645-9295-0		定　价	36.00 元

本书如有印装质量问题,请与本社联系调换。

作者名单

主　编　夏西超
副主编　宋国英　邱　菊　李贺文
编　委　毛冬雪　李　彬　陈　玉
　　　　陈鸿鹄　薛士鹏

前　言

　　《难经》原名《黄帝八十一难经》，又称《八十一难》，是中医现存较早的经典著作。《难经》旧题秦越人撰，大约成书于西汉末期至东汉之间。现存较早的版本有明经厂刻医要集览本、日本武村市兵卫刻宋·王九思《黄帝八十一难》集注本等。《难经》最早著录书目为三国时期吴太医令吕广的注本；唐代杨玄操在吕广注本基础上重新编次；北宋初期，王九思、王鼎象、王惟一曾先后校勘；南宋时李元立以秦越人原撰为基础，汇集整理南宋以前九家校注著作。后人重刻改订，编成《难经集注》为后世通行本。

　　《难经》在《黄帝内经》基础上提出八十一个问题进行重点讨论，然后归纳成书，其内容包括脉诊、经络、脏腑、阴阳、病因、病机、营卫、腧穴、针刺、病证等方面。《难经》是对《黄帝内经》难点理论的阐释和解读，内容选取具有针对性。遗憾的是，难点理论本身描述较为抽象，缺乏理解的语言背景及逻辑基础，读者阅读起来难度很大。编者在解读《黄帝内经》和《难经》原著的基础上，深入理解两部经典著作之间的衔接和补益，编写了《难经四字歌诀》一书。《难经四字歌诀》力求以构建知识衔接纽带为抓手，使得抽象理论具体化、深奥内容通俗化、复杂现象简明化。

　　本书在继承岐黄理论思想体系的基础上，接力古典文学风韵，感悟传统医学的智慧和博大精深。本书尊重原著对天、地、人、万物乃至整个宇宙的洞悉和感悟，在此基础上去认识生命现象，整合不同学科之间的知识，填补知识横向跨度的鸿沟。本书力求知识体系前后衔接，弥补断层，填充空挡，架构起传统医学与现代医学之间的桥梁，构建文化传播与健康普及的纽带，以便更为广泛地服务于读者和大众。由衷希望，《难经四字歌诀》与姊妹论著《黄帝内经四字歌诀》交相呼应，助力传统医学知识体系的前后相继和时代转型，架构出弘扬民族文化的桥梁。

　　在本书的撰写过程中，很多老师、挚友、亲人、学生给予莫大支持和帮助，在此表示衷心的感谢！

目　录

第一部分　论脉 ……………………………………………… 001

一难 ……………………………………………………………… 003

二难 ……………………………………………………………… 004

三难 ……………………………………………………………… 005

四难 ……………………………………………………………… 006

五难 ……………………………………………………………… 007

六难 ……………………………………………………………… 008

七难 ……………………………………………………………… 009

八难 ……………………………………………………………… 010

九难 ……………………………………………………………… 011

十难 ……………………………………………………………… 012

十一难 …………………………………………………………… 013

十二难 …………………………………………………………… 014

十三难 …………………………………………………………… 015

十四难 …………………………………………………………… 016

十五难 …………………………………………………………… 018

十六难 …………………………………………………………… 020

十七难 …………………………………………………………… 022

十八难 …………………………………………………………… 023

十九难 …………………………………………………………… 024

二十难 …………………………………………………………… 025

二十一难 ………………………………………………………… 026

二十二难 ………………………………………………………… 027

第二部分　论经络 ································· 029

　　二十三难 ································· 031

　　二十四难 ································· 033

　　二十五难 ································· 034

　　二十六难 ································· 035

　　二十七难 ································· 036

　　二十八难 ································· 037

　　二十九难 ································· 038

第三部分　论脏腑 ································· 041

　　三十难 ································· 043

　　三十一难 ································· 044

　　三十二难 ································· 045

　　三十三难 ································· 046

　　三十四难 ································· 047

　　三十五难 ································· 048

　　三十六难 ································· 049

　　三十七难 ································· 050

　　三十八难 ································· 051

　　三十九难 ································· 052

　　四十难 ································· 053

　　四十一难 ································· 054

　　四十二难 ································· 055

　　四十三难 ································· 057

　　四十四难 ································· 058

　　四十五难 ································· 059

　　四十六难 ································· 060

　　四十七难 ································· 061

第四部分　论病 ································· 063

　　四十八难 ································· 065

　　四十九难 ································· 066

五十难 …………………………………………………………… 067

五十一难 ………………………………………………………… 068

五十二难 ………………………………………………………… 069

五十三难 ………………………………………………………… 070

五十四难 ………………………………………………………… 071

五十五难 ………………………………………………………… 072

五十六难 ………………………………………………………… 073

五十七难 ………………………………………………………… 075

五十八难 ………………………………………………………… 076

五十九难 ………………………………………………………… 077

六十难 …………………………………………………………… 078

六十一难 ………………………………………………………… 079

第五部分　论穴道 ……………………………………………… 081

六十二难 ………………………………………………………… 083

六十三难 ………………………………………………………… 084

六十四难 ………………………………………………………… 085

六十五难 ………………………………………………………… 086

六十六难 ………………………………………………………… 087

六十七难 ………………………………………………………… 089

六十八难 ………………………………………………………… 090

第六部分　论针法 ……………………………………………… 091

六十九难 ………………………………………………………… 093

七十难 …………………………………………………………… 094

七十一难 ………………………………………………………… 095

七十二难 ………………………………………………………… 096

七十三难 ………………………………………………………… 097

七十四难 ………………………………………………………… 098

七十五难 ………………………………………………………… 099

七十六难 ………………………………………………………… 100

七十七难 ………………………………………………………… 101

七十八难 ·· 102

七十九难 ·· 103

八十难 ·· 104

八十一难 ·· 105

附录 ·· 106

参考文献 ·· 129

第一部分 论脉

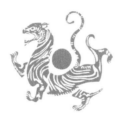

一难

十二经脉，周而复始

阴阳为基，划分经脉，阳经三条，太阳经脉，阳明经脉，少阳经脉。
阴经三条，太阴经脉，少阴经脉，厥阴经脉，手足呼应，计十二脉。
十二经脉，运动走行，起伏变化，分支交汇，布散周身，势如山脉。
山脉蜿蜒，起伏之中，凸起凹下，皆源地气，高低呈象，若如穴位。
穴位鳞次，前后相随，顺序排开，乍看曲折，飘然有序，成形经脉。
经脉走势，有序排开，映象脏腑，脏腑为源，内气涌动，折射经脉。
十二经脉，映象脏腑，五脏六腑，运行失序，察辨病变，惟取寸口。
寸口呈象，脉行大会，追本溯源，生命体征，源于呼吸，肺司肃降。
五脏肺脏，主司呼吸，太阴肺经，脉行动运，自有奇妙，肺朝百脉。
人体呼吸，一呼之间，脉行三寸，一吸之间，脉行三寸，呼吸定息。
一呼一吸，脉行六寸，周而复始，气行血行，血行气畅，环绕周身。
一日一夜，机体呼吸，一万三千，余五百息，脉行周身，五十复次。
呼吸脉动，气血循环，推动营卫，营气守内，卫气护外，内外呼应。
营气行内，内曰之阴，卫气走外，外曰之阳，呼吸之间，牵动阴阳。
漏水计时，百刻计量，营卫二气，行于阴阳，各有其度，以定往复。
行于阳处，二十五周，行于阴处，二十五周，昼夜交替，共五十周。
经气复会，于手太阴，寸口之处，五脏六腑，循环始终，复归寸口。

二难

寸关尺脉，映象五脏

寸关尺处，桡骨茎突，谓之曰关，关至腕端，谓之曰寸，关后曰尺。
鱼际高骨，下行一寸，名曰寸口，从寸至尺，名曰尺泽，故曰尺寸。
寸后尺前，名曰为关，阳出阴入，以关为界，搏动呈象，应辨脏腑。
左寸候心，关脉候肝，尺脉候肾，右寸候肺，关候脾脏，尺候命门。
尺寸聚焦，经脉循行，汇聚枢要，候症阴阳，阴阳失衡，投影尺寸。
关至尺处，谓曰尺内，候症于阴，关至鱼际，谓曰寸内，候症于阳，
手腕有关，为之分界，分水岭处，阴阳有分，分寸为尺，分尺为寸。
阴脉所在，尺内一寸，阳脉所在，寸内九分，尺寸始终，一寸九分。

三难

二气交争，脉象异变

脉象变化，太过不及，阴阳相争，有覆有溢，有关有格，变化多样。
关前寸脉，阳气行令，脉象变化，九分而浮，过谓太过，减为不及。
阴气盛大，强逼阳脉，遂上鱼际，脉象为溢，外关内格，阴乘之脉。
关后尺脉，阴气行令，脉象变化，映象在阴，太过不及，折射阴阳。
尺脉搏动，一寸而沉，脉象曰过，谓曰太过，脉象减弱，谓曰不及。
寸脉盛象，遂入尺处，谓之曰覆，内关外格，阳乘之脉，故曰覆溢。
真脏应脉，脉象迎合，内脏错乱，亏虚之间，虚而不实，病发危重。

四难

阴阳为基，脉象迎和

脉象变化，沉浮之间，阴阳道法，脉象搏动，血脉呈象，源于呼吸。

呼吸之间，呼出浊气，源于心肺，纳入清气，沉于肝肾，各有走行。

一呼一吸，脾脏迎合，融揉脉中，浮脉为阳，沉脉为阴，故曰阴阳。

心肺俱浮，各呈脉象，浮大而散，心脉之象，浮而短涩，肺脉之象。

肝肾沉脉，二者有别，脉象牢长，应合肝脉，脉象濡迟，举指肾脉。

脾脏中州，伴行脉中，阴阳道法，生克变化，或奇或偶，融合发生。

一阴一阳，一阴二阳，一阴三阳，一阳一阴，一阳二阴，一阳三阴。

寸口脉象，浮沉长短，滑涩六象，划分两类，阴阳为基，相对而存。

浮者阳脉，滑者阳脉，长者阳脉，沉者阴脉，涩者阴脉，短者阴脉。

一阴一阳，脉来之象，沉而兼滑，一阴二阳，脉来之象，沉滑并长。

一阴三阳，脉来之象，浮滑且长，时有一沉，一阳一阴，脉浮而涩。

一阳二阴，脉来之象，长伴沉涩，一阳三阴，沉涩并短，时有一浮。

脏腑变化，应在脉象，各循经脉，病发症象，各有顺逆，源出阴阳。

五难

持脉轻重，深悟五脏

脉有轻重，初持抚脉，三菽之重，迎合皮毛，相得症状，源于肺脏。
六菽之重，血脉相应，缘于心脏，九菽之重，肌肉相得，缘于脾脏。
按压轻重，十二菽重，触及筋带，与筋相平，脉象变化，缘于肝脏。
重压脉处，按之至骨，举止来疾，病在肾部，肾部藏精，肾脏主骨。
元气亏虚，营卫不和，脏腑失序，沿行经脉，应在脉象，轻重相配。

六难

脉象阴阳，折射脏腑

天地交合，阴阳生克，化生万物，万物呈性，阴阳为基，异彩纷呈。
万物有灵，外显其形，内藏其神，形神具备，合二为一，至达极致。
人体有形，五脏六腑，皮肤肌肉，骨骼血脉，阴阳相伴，五行相随。
寸关尺处，脉象变化，浮沉长短，滑涩六象，折射脏腑，洞悉阴阳。
脉有阴阳，阴阳为基，辨证察验，阴盛阳虚，阳盛阴虚，各有呈象。
阴盛阳虚，浮象弱小，沉下实大，阳盛阴虚，沉象损小，浮脉实大。

七难

六气行运，脉象各异

阴阳为基，生克变化，五行相随，肺金肝木，肾水心火，脾土相应。

五行五脏，运行变幻，化生为气，气运变化，化生六象，谓曰六气。

厥阴肝木，少阴君火，少阳相火，太阴脾土，阳明燥金，太阳寒水。

少阳相火，少阳脉象，乍大乍小，乍短乍长，阳明脉象，浮大而短。

太阳寒水，太阳脉象，洪大而长，少阴君火，少阴脉象，紧大而长。

太阴湿土，太阴脉象，紧细而长，厥阴风木，厥阴脉象，沉短而紧。

冬至之后，太阳轨迹，自南向北，徐徐位移，天地万物，随气而变。

天人相应，人体脏腑，随气变化，应运阴阳，初得甲子，谓曰王脉。

冬至之后，万物蓄待，只等东风，应气而生，五脏藏气，正待驰骋。

五脏气运，少阳相火，少阳脉象，谓之王脉，更易甲子，阳明王脉。

更易甲子，太阳王脉，更易甲子，少阴王脉，更易甲子，太阴王脉。

更易甲子，厥阴王脉，王脉历时，各六十日，六六相乘，三百六十。

六气脉象，以成一岁，三阳三阴，次第而至，呈象王脉，应在脉象。

八难

脉应元气，生命之本

十二经脉，走行循环，皆源于气，气化源生，化生动力，助推经行。

十二经脉，经行根本，有始有终，循环往复，投射在外，交织成网。

人体肾脏，左右各一，左肾相火，右肾君火，亦曰命门，左阳右阴。

两肾之间，君火相火，阴阳生克，化生为气，气运行令，走行脏腑。

气运无形，五脏六腑，为其根本，十二经脉，脏腑为根，内外呼应。

气运有形，呼吸气运，通畅三焦，脏腑联动，运化有序，化生动力。

生命诞生，首生肾脏，依次化生，肾脏属水，先天之本，元气根基。

人体元气，生命根本，若树之根，根系枯绝，失去根基，茎叶必枯。

寸口脉动，脉象平平，内气不丰，气生根源，独绝于内，脏腑失营。

九难

脏腑生疾，脉象各异

五脏六腑，五脏实质，属性归阴，六腑空腔，属性归阳，二者表里。

肝脏胆囊，心脏小肠，脾脏与胃，肺脏大肠，肾脏膀胱，脏腑表里。

脏腑失序，功能殊异，映象经脉，经脉循行，延迟滞后，壅塞萎靡。

脏腑有疾，脉象数频，病在六腑，脉象迟缓，病在五脏，脉象有别。

脉象数频，应象热症，脉象迟缓，应象寒症，诸阳为热，诸阴为寒。

十难

寸口心脉，脏腑交织

六邪入侵，攻击脏腑，正邪相逢，脏腑气变，应合脉象，一脉十变。
心主血脉，血脉异变，应在脉象，脉象搏动，浮沉滑涩，长短之变。
肝脏瘀滞，气机不畅，肝脏归木，木为火母，干扰心脏，心脉微急。
胆囊受邪，胆汁异变，干扰小肠，心脏小肠，二者表里，心脉洪大。
心脏受邪，运行失序，自扰其心，心主神明，神明混乱，心脉微大。
小肠受邪，运行失序，心与小肠，二者表里，交互相映，心脉缓怠。
脾脏受邪，干扰心脏，心脉微缓，胃内受邪，干扰小肠，心脉萎靡。
肺脏受邪，心肺联动，心火肺金，二者相克，干扰心脏，心脉微涩。
大肠受邪，淫邪厥逆，干扰小肠，小肠大肠，壅塞下焦，心脉巨沉。
肾脏受邪，干扰心脏，水火不济，膀胱受邪，干扰小肠，心脉微沉。
五脏呈性，刚柔相伴，刚柔交争，化生为气，行运经脉，一脉辄变。

十一难

气运脉动，常态无常

脉象变化，呼吸一次，搏动四次，度脉变化，呼吸计数，感应停歇。
论脉计数，搏五十次，脉象不满，有一止歇，五脏行运，一脏萎靡。
生命呼吸，吸入之气，沿行气管，进入肺泡，随血运行，抵达脏腑。
脏腑运行，细胞转换，氧气耗尽，浊气伴血，返回肺脏，聚集排出。
吸入清气，不抵肾脏，至达肝脏，折返而还，五脏有一，气无行至。
如此气运，气行循环，未抵肾脏，肾脏失营，肾气先衰，相克他脏。
五行五脏，相生相克，交织一处，肾水生木，肾水克火，彼此联动。
肾脏日衰，母不生子，肝木不旺，肾水衰微，难克心火，心火虚盛。
循环往复，五行失序，生克失衡，脏腑异变，交互错乱，日久病危。
五脏之中，肺脏换气，气行统血，化生动力，推行经脉，肺朝百脉。
呼气换气，循环往复，五脏六腑，皆须受益，留置一脏，应在脉象。
气运行令，历经脏腑，搏五十次，间隔一次，必有一脏，未能起搏。

十二难

脉象呈变，脏腑辨证

经脉折射，呈象五脏，五脏亏空，脏气断绝，绝失生机，萎靡不振。
内脏亏空，气血双虚，营运无力，阴精匮乏，当用药食，调理脏腑。
不辨精气，针法灸法，激活五脏，内无储备，适得其反，反实其外。
五脏脉络，已绝于外，针灸经脉，反实其内，内外皆绝，错综呈象。
五脏脉象，映像内绝，肝肾脏气，已绝于内，行治要旨，重补心肺。
五脏之中，心主血脉，肺司肃降，二脏联动，启动气血，润泽肝肾。
五脏脉络，映象绝外，肺气吐纳，已绝于外，行治之道，反补肾肝。
肺脏换气，气运虚弱，吐纳无力，补益肝肾，固本扶阳，助增内气。
阳绝补阴，阴绝补阳，虚虚实实，明察虚实，审慎阴阳，阴阳平衡。
不明虚实，损其不足，反增有余，虚实悬殊，差异别大，背道而驰。
不察内外，不明虚实，不清阴阳，本末倒置，治疗大忌，切勿盲从。

十三难

五脏失序，应在五行

五行五脏，五脏五色，一一相应，望闻问切，症候察验，前后相随。
面部气色，肝应青色，心脏应赤，脾脏应黄，肺脏应白，肾脏应黑。
五脏五行，肝脏归木，心脏归火，脾脏归土，肺脏归金，肾脏归水。
五脏相生，木生为火，火生为土，土生为金，金生为水，水生为木。
五脏相克，木克脾土，火克肺金，土克肾水，金克肝木，水克心火。
望诊气色，五色呈象，应在五脏，五脏脉象，一一相应，色脉相合。
察言观色，见脏色变，不得其脉，相胜脉象，反得克脉，病发至深。
相生之脉，反有所得，激发内能，母子同心，勠力克邪，战胜疾病。
五脏映射，对应五色，皆见于面，脏气盛衰，脉象相应，寸口尺内。
假令色青，肝木脉象，脉象弦急，面相色赤，心火脉象，浮大而散。
面相色黄，脾土脉象，中缓而大，面相色白，肺金脉象，浮涩而短。
面相色黑，肾水脉象，沉濡而滑，五色之象，折射五脏，应合于脉。
脉动频数，尺脉应处，皮肤亦数，脉象急紧，尺脉应处，皮肤亦急。
脉象缓和，尺脉皮肤，亦现和缓，脉象涩枯，尺脉皮肤，亦现涩枯。
脉象滑溜，尺处皮肤，亦现滑溜，脉象呈变，各有色相，一一相应。
五脏异变，声色臭味，一一相应，寸口尺内，与之相应，不应病重。
假令色青，肝木色相，脉象呈现，本应弦急，脉象反转，浮涩而短。
五行之中，金克肝木，本为肝脉，反现肺脉，肺归于金，肺金克木。
色青肝脉，脉象呈现，若大而缓，脾土脉象，五行之中，木克脾土。
浮大而散，脉象呈现，为之心脉，若小而滑，为之肺脉，为之相生。
诊脉慎重，只知其一，为之下工，只知其二，为之中工，知三上工。
上工治病，十病九愈，中工治病，十病七愈，下工治病，十病六愈。

十四难

（一）平脉损脉，五损呈象

望闻问切，切脉之际，呼吸运行，计脉频数，判脉异常，推演病变。
脉动数至，依次分类，一呼一吸，搏动次数，各有差异，映象无常。
呼吸之余，脉动呈象，一呼两搏，一吸两博，曰之平脉，阴阳平和。
一呼三搏，一吸三博，谓曰离经，一呼四搏，一吸四博，谓曰夺精。
一呼五搏，一吸五博，谓之曰亡，一呼六搏，一吸六博，谓曰命绝。
呼吸之间，脉动滞后，频频不至，缓缓而来，节律失常，亦为病脉。
一呼一搏，一吸一搏，谓曰离经，两呼一搏，两吸一搏，谓曰夺精。
三呼一搏，三吸一搏，谓曰为亡，四呼一搏，四吸一搏，谓曰命绝。
离经夺经，亡脉命绝，谓曰损脉，损脉呈象，自下而上，各有呈象。
损脉呈象，一损皮毛，皮肤紧缩，体表失健，外敷毛发，飘飘欲脱。
二损血脉，血亏脉虚，气血不盛，通行无力，五脏六腑，失营失润。
三损肌肉，肌肉消瘦，饮食五谷，运化无力，无以化精，肌肉不丰。
四损于筋，筋带松弛，不自收持，五损于骨，骨骼痿软，卧床不起。
五损呈象，应脉发病，从上至下，骨痿卧床，从下至上，皮收毛落。
治在损脉，伤于肺脏，肺为华盖，肺主皮毛，补益内气，有序肃降。
损在心脏，心主血脉，舒缓心态，调和营卫，营卫协同，内外一体。
损在脾脏，疏解脾脏，和顺调胃，适其寒温，合理饮食，助推运化。
损在肝脏，肝脏将军，肝主于筋，最忌郁结，善喜舒达，缓解胸中。
损在肾脏，肾脏主骨，益其精气，辨证五脏，知其亏空，补益得当。

（二）呼吸脉象，病脉多象

呼吸脉象，二者呈象，多有变化，呼吸之间，脉动迎合，多变多样。
一呼脉至，一吸脉至，呼吸之间，脉动两次，呼吸三至，脉动六次。
一呼四至，一吸四至，脉动八次，一呼五至，一吸五至，脉动十次。
一呼六至，一吸六至，脉动十二，脉动数频，五脏信号，寻求救援。
一呼一至，一吸一至，脉动两次，再呼一至，两呼一吸，脉动一次。
再吸一至，两吸一呼，脉动一次，呼吸交替，两次呼吸，脉动一次。

呼吸异变，气运异常，脉象异常，搏动失序，二者应合，发为病脉。
脉动悠然，一呼两至，一吸两至，呼吸脉象，不大不小，谓曰平脉。
一呼三至，一吸三至，前脉异变，脉动数频，后脉平和，脉动如常。
脉象呈现，前大后小，虎头蛇尾，疾病发生，头颅疼痛，双目眩晕。
前脉如常，后脉数频，前小后大，胸满气短，瘀滞之气，滞纳心胸。
一呼四至，一吸四至，病情加重，脉象洪大，痛苦烦躁，三焦憋满。
脉象沉细，腹中痛隐，脉象滑细，多有伤热，脉象涩枯，身中雾露。
一呼五至，一吸五至，身体沉困，脉象变化，白天黑夜，各有别异。
脉象沉细，黑夜显著，脉象浮大，白昼病重，不大不小，虽病可治。
脉象变化，有大有小，差异显著，脏腑异变，病情危重，脉象应合。
一呼六至，一吸六至，谓曰亡脉，亡于旦夕，沉细夜亡，浮大昼亡。
一呼一至，一吸一至，紧合呼吸，名曰损脉，身虽能行，犹当着床。
紧合呈状，血气不足，无润脏腑，为弥匮缺，呼吸加快，应在脉象。
再呼一至，再吸一至，呼吸之后，脉动再至，名曰无魂，形神分离。
形神飘忽，若之无魂，身虽能行，神明离身，名曰行尸，病情危重。
上部有脉，下部无脉，内气滞纳，速当外吐，贯通三焦，不吐病危。
上下脉象，上部无脉，下部有脉，虽病在身，无能为害，身体无恙。
寸关尺脉，尺脉居下，尺脉呈象，若如大树，尺脉应处，大树之根。
枝叶枯槁，根本犹存，必将自生，脉有根本，人有元气，故而可治。

十五难

（一）五脏脉象，各有比类

季节更替，四时脉象，春脉曰弦，夏脉曰钩，秋脉曰毛，冬脉曰石。
春脉若弦，五脏肝脏，应合五行，东方之木，万物始生，郁郁葱葱。
肝气映射，搏动脉象，其脉徐来，濡弱而长，如抚琴弦，故曰弦脉。
夏脉若钩，心脏应位，南方之火，万物疯长，枝叶繁茂，垂枝叶密。
繁茂垂下，下曲如钩，脉象呈现，来时迅疾，去时迟缓，故曰钩脉。
秋脉若毛，肺脏应位，西方之金，万物萧瑟，草木华叶，皆落于秋。
叶落之余，其枝独在，如若毫毛，脉象呈现，轻虚以浮，故曰毛脉。
冬脉若石，肾脏应位，北方之水，万物收藏，盛冬之时，水凝若石。
盛冬之下，阴气盛大，脉象呈现，沉濡而滑，若走寒石，故曰石脉。

（二）五脏异变，脉象随应

春脉弦脉，反象为病，气血之势，内气实强，谓曰太过，病生于外。
气血之势，内在虚微，谓曰不及，病生在内，虚实交变，阴阳相合。
气运之势，厌厌聂聂，如榆之树，循叶而响，如弦拨动，谓之曰平。
脉象呈现，益加内实，实而滑长，如循长竿，脏腑异变，曰之病脉。
脉搏呈象，急而强劲，愈加强硬，如张新弓，弓弦强硬，曰之亡脉。
春脉呈象，微弦拨动，如湖碧波，曰之平脉，平脉映射，身体常态。
弦动颇多，胃气虚少，曰之病脉，弦脉搏动，无存胃气，精神萎靡。
春脉弦脉，脉象呈现，源于胃气，胃气为本，胃气与脉，里表呈象。
夏脉若钩，反者为病，气运之势，内气实强，谓之太过，病生于外。
气来之势，内气虚微，谓之不及，病生在内，内气行运，心阳不盛。
脉来之象，累累如环，环环相扣，如若琅玕，曰之平脉，平脉稳态。
脉来呈象，频频数复，如之雄鸡，不时举足，脉象频多，谓曰病脉。
脉象呈现，前曲后居，如操带钩，曰之亡脉，夏脉微钩，曰之平脉。
频繁多钩，胃气亏少，谓曰病脉，钩脉呈象，无存胃气，生命危急。
秋脉若毛，反者为病，气来之势，内气实强，谓曰太过，病生在外。
气来之势，内气虚微，谓曰不及，病生在内，内气呈现，可知内外。

脉象呈现，蔼蔼悬浮，如若车盖，按之洪大，曰之平脉，平脉常态。

脉象搏动，如若鸡羽，漂浮不定，不上不下，无以琢磨，曰之病脉。

按下萧索，无有生机，如野之风，吹动羽毛，飘忽不定，曰之亡脉。

秋脉微毛，曰之平脉，平脉稳态，脉象毛多，胃气亏少，曰之病脉。

脉象有毛，无存胃气，曰之亡脉，秋季养生，胃气为本，呈现脉象。

冬脉石脉，反者多病，内气来势，其象实强，谓之太过，病生在外。

气来之势，气运虚微，谓曰不及，病生在内，内气盛衰，应合脉象。

冬脉来势，上大下脱，濡滑之象，如雀之喙，曰之平脉，平脉常态。

雀鸟之喙，其中微曲，谓曰病脉，来如解索，去如弹石，曰之亡脉。

冬脉之象，脉动微石，曰之平脉，脉象石多，胃气偏少，曰之病脉。

脉象石脉，无存胃气，曰之亡脉，冬季养生，胃气为本，守护脾胃。

身体之胃，水谷之海，主禀容纳，生命四时，胃气为本，生存根基。

四时病变，生死核要，源于胃气，身体脾脏，中州之腑，脾胃里表。

脾脏常态，平和气象，不为关注，脾脏衰退，身体异变，多生病变。

脾脏有恙，如雀之啄，啄水下漏，脾脏衰微，五谷化生，无以运化。

十六难

（一）天地人分，三部九候

人有三部，部有三候，以处百病，调理虚实，驱除邪疾，以决生死。
人有下部，人有中部，人有上部，各部三候，天地人兮，依次命名。
以穴定位，确定九候，上部天庭，额头两侧，太阳穴处，走行动脉。
上部地庭，颈部大迎，走行动脉，上部人庭，耳门穴处，走行动脉。
中部天庭，双手太阴，太阴肺经，太阴气口，经渠穴处，走行动脉。
中部地庭，手阳明经，合谷动脉，中部人庭，双手少阴，神门动脉。
下部天庭，双足厥阴，厥阴肝经，五里穴处，太冲穴处，走行动脉。
下部地庭，足少阴经，太溪动脉，下部人庭，足太阴经，箕门动脉。
中部天枢，五脏肺脏，中部地要，胸中之气，中部人要，五脏心脏。
下部之天，五脏肝脏，下部之地，五脏为肾，下部枢机，脾胃之气。
人体上下，亦有天位，亦有地位，亦有人位，各有其位，映射在气。
天位主令，头角之气，地位管控，口齿之气，人位管控，耳目之气。
三部之中，各有天位，各有地位，各有人位，你中有我，我中有你。
三候有天，三候有地，三候有人，三三而乘，合则为九，九分九野。
九野九脏，实质五脏，形脏有四，合为九脏，五脏败坏，神色枯槁。

（二）三部九候，相失病生

三部九候，辨别在先，度形肥瘦，调气虚实，实则泻之，虚则补之。
血脉丰盛，而后调之，无问其病，以平为期，阴阳调和，阴平阳秘。
形壮脉细，气少气短，病生危急，形瘦脉大，胸中多气，胸满病危。
形气相得，生机勃勃，参伍不配，久而必病，三部九候，相失者亡。
脉象变化，复合折射，三部九候，有阴有阳，有轻有重，计六十首。
脉象变化，应在四时，离圣久远，自得其法，明察慎辨，知其来去。
五脏脉象，肝脉若弦，心脉若钩，脾脉为代，肺脉若羽，肾脉为石。
令得弦脉，肝脉呈象，其外有征，面色苍青，喜食清素，多善发怒。
体内症状，脐之左侧，若气运动，按压之下，坚牢内实，伴有疼痛。
四肢满沉，小便闭涩，排便困难，肝脏主筋，时有痉挛，多是肝病。

假令心脉，外呈症状，面赤口干，多生喜笑，脐上气动，按下硬痛。

发病呈状，烦心心痛，心主血脉，掌中内热，时有干呕，多判心病。

假令脾脉，外显症状，面色蜡黄，悲痛叹息，多有深思，不思饮食。

当脐之处，有气运动，按之坚牢，多生疼痛，腹内胀满，食下不化。

脾主肌肉，身体沉重，关节疼痛，怠惰嗜卧，四肢不收，多为脾病。

假令肺脉，面色苍白，喷嚏频繁，悲愁不乐，内心伤悲，欲哭无泪。

脐右气动，按下坚硬，若有疼痛，喘咳发生，畏惧寒热，多虑肺病。

假令肾脉，面色涩黑，多生恐惧，脐下有气，若有运动，按之硬痛。

内气上逆，小腹急痛，下身沉重，肾脏主骨，足胫寒逆，多为肾病。

十七难

症象脉象，脏腑映象

人体生驱，疾病发生，变化多样，机体应对，精气有异，个体有别。
年轻气盛，肌肉丰硕，气血旺盛，固本扶阳，自我调整，不治自愈。
病发渐进，连年累月，危及脏腑，脏腑失衡，功运失序，危重身亡。
病情危重，若闭双目，精神恍惚，不见外物，脉象呈现，多见肝脉。
当得肝脉，弦脉呈象，强急而长，反得肺脉，浮短而涩，危及生命。
五脏之中，肝脏归木，肺脏归金，五行之中，金克肝木，症脉相反。
病患呈象，双目开启，身困口渴，心下牢实，脉象呈现，紧实而数。
脉象转换，反得沉涩，搏动微弱，身体虚弱，心脏萎靡，危在旦夕。
身体运行，气血津液，气为血帅，血为气母，气血尚盛，多有良方。
生病之际，口内吐血，复衄衄血，脉当沉细，反现浮大，牢实病危。
症象脉象，二者呼应，映照脏腑，失血亏虚，脉象随应，自然之道。
生病癫狂，谵言妄语，言不自禁，身当有热，脉象呈现，本当洪大。
脉搏异象，手足厥逆，脉鼓沉细，搏动细微，症脉颠倒，危及生命。
癫狂之下，心情澎湃，气血涌动，迎合脉象，自当洪大，反象病危。
病人呈状，大腹胀满，下泄不止，脉当细涩，反现紧大，滑者病危。
症象在外，折射脏腑，脉象搏动，应合脏腑，三位一体，交相呼应。
症象脉象，彼此吻合，层层有序，逻辑推演，映象脏腑，虽分实合。

十八难

经行脉象，内外辨证

手部经脉，太阴阳明，五运六气，太阴肺经，肺脏归金，阳明燥金。
足部经脉，少阴太阳，五运六气，少阴肾经，肾脏归水，太阳寒水。
五行之金，肺脏归金，肾脏归水，肺脏纳气，沉入肾脏，下行不上。
足厥阴经，厥阴肝木，足少阳经，少阳胆经，肝脏胆囊，二者表里。
手少阴经，少阴君火，五运六气，心脏归火，太阳小肠，二者表里。
少阴君火，火炎下行，暖温腹内，肠道和合，内热上行，燥灼上焦。
五行之木，肝脏归木，心脏归火，心火下行，肝脏郁结，多善郁闷。
心主手经，少阳相火，生足太阴，太阴脾土，土司中宫，居位中州。
五行之中，心脏归火，脾脏归土，火可生土，母子相怜，更相生养。
脉动呈象，三部九候，三部有分，寸关尺处，九候呈现，长短浮沉。
上部法天，主胸之上，直达头顶，中部法人，横膈之下，至达脐部。
下部法地，主脐之下，直至足部，病疾发生，三部辨证，审慎明断。
人生病疾，邪积日久，久而不散，诊病切脉，右胁积气，得象肺脉。
肺脉为毛，中有间歇，谓曰结脉，结脉呈象，结象显著，结甚积久。
肺主呼吸，结脉微弱，搏动萎靡，脉涩气微，肺失强健，功能失序。
未得肺脉，右胁积气，肺脉呈象，虽有不见，右手三部，当有沉伏。
脉象结脉，脉来去时，有一停歇，无有常数，中有停顿，名曰结脉。
脉象伏脉，潜行筋下，脉象为浮，脉行肌表，行走肉上，若起若伏。
左右表里，法皆如此，假令脉象，结伏呈状，辨别内外，把握主旨。
内无积聚，脉象浮结，外无痼疾，内有积聚，脉不结伏，症脉不合。
内有痼疾，脉不浮结，病状与脉，脉不应病，病不应脉，病情危重。

十九难

男女有别，脉象随变

一元复始，氤氲之气，汇聚精华，化生生命，男子属阳，女子归阴。
脉动呈象，有逆有顺，男女出生，时辰各异，阴阳相应，脉象相随。
男子出生，生于寅时，五行之中，寅时归木，归属于阳，脉象随应。
女子出生，生于申时，午后哺时，五行之中，申归为金，金归于阴。
男脉呈象，聚焦关上，关上寸脉，女脉呈象，聚焦关下，关下尺脉。
男子尺脉，脉象恒弱，女子尺脉，脉象恒盛，男女有别，慎加辨证。
脉象相反，男见女脉，女见男脉，阴阳错乱，气血失序，病疾发生。
男现女脉，谓之不足，病发于内，内气不固，呈象左脉，病发左侧。
呈象右脉，病生在右，循脉定脏，脉脏相映，辨别阴阳，洞察虚实。
男女脉象，源于秉承，先天肾气，身体质量，应合身性，彰显脉象。
女见男脉，为之太过，病发四肢，左脉呈象，病生于左，右脉病右。

二十难

身有阴阳，脉亦阴阳

脉象呈变，浮沉长短，滑涩多变，应在四时，各有脉象，折射脏腑。
脉象若灯，七彩霓虹，源发色源，万变之中，大道至简，不离阴阳。
以阳为基，脉象呈变，浮长滑象，以阴为蕴，脉象呈变，沉短涩象。
阴阳二气，游走体内，守护周身，相拥相抱，相生相克，追逐平衡。
脉有伏匿，伏匿呈象，源于阴阳，阴阳交争，相生相胜，乘伏变幻。
脉居阴部，反得阳脉，阳乘袭阴，虽为阳脉，沉涩而短，阳中伏阴。
脉居阳部，反见阴脉，阴乘夹阳，虽为阴脉，浮滑而长，阴中伏阳。
脉象呈现，阳重多狂，重阴多癫，脱阳易亡，脱阴之人，双目失明。
天地万物，阴阳为基，二气平和，和合为三，三生万物，生生不息。
生命运行，阴阳有序，各行其令，互相制衡，相互助生，脏腑和谐。

二十一难

生命多变，贵重预防

生命运行，若如四时，季节变幻，天气随变，寒冷暑热，交替轮换。
季节更替，万物随应，生长收藏，无声行令，潜移默化，随融其中。
生病有症，表里虚实，寒湿火燥，脉象平脉，邪多居表，病发轻微。
脉象无常，外无症状，病发于内，脏腑失序，映象在脉，病生危急。
身已患病，脉象无病，身体无病，息数多变，不应脉数，必以审慎。
生命运行，变化之中，奇妙多彩，务以明辨，拨开乱象，追本溯源。
症候预治，若如山雨，欲降甘露，疾风满楼，上工治病，贵重预防。
病发于内，若如大坝，大坝长提，已有渗漏，防微杜渐，早做防范。

二十二难

气血不畅，病在气血

脉源气动，有所生病，一脉辄变，气血无常，盛衰亏盈，化生病疾。

脉动根基，气运行令，在动为气，呈象搏动，所生病疾，在内为血，

邪气飘忽，伺机袭入，客留于气，气为运动，脉象搏动，异象丛生。

邪气游走，舍留于血，血为有形，有形物质，血液形性，随邪异变。

气行统血，气主温暖，血主濡润，气行滞留，无以前行，气先见病。

血壅瘀塞，不濡脏腑，脏腑失序，新陈代谢，淫毒横生，血后生病。

脉象呈现，先行为动，气不行运，气为血帅，血亦瘀塞，气血生病。

第二部分 论经络

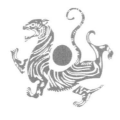

二十三难

经络交织，循游周身

手足经脉，三阴三阳，十二经脉，循行周身，阴为脏脉，阳为腑脉。

手三阳经，太阳小肠，阳明大肠，少阳三焦，阳经走行，起点在腑。

从手至头，长约五尺，双手合计，阳脉六条，五六相合，合计三丈。

手三阴脉，太阴肺经，少阴心经，厥阴心包，阴经走行，起点指端。

三阴经脉，指端走出，抵达胸中，长度微短，一条经脉，三尺五寸。

双手计长，三六相乘，一丈八尺，五六三尺，两手相合，二丈一尺。

足三阳脉，太阳膀胱，阳明胃经，少阳胆经，阳经走行，自上循下。

三条阳脉，从头至足，长有八尺，双足计算，六八相乘，四丈八尺。

足三阴脉，太阴脾经，少阴肾经，厥阴肝经，阴经走行，自下启上。

阴经走行，从足而出，行至腹部，长度略短，一条经脉，六尺五寸。

双足经行，六六相乘，三丈六尺，五六三尺，二者合计，三丈九尺。

双脚之间，两足跷脉，自足发出，行至双目，从下至上，七尺五寸。

双足合算，二七相乘，一丈四尺，二五一尺，跷脉合计，一丈五尺。

阳脉之海，为之督脉，血脉之海，为之任脉，二脉等长，四尺五寸。

两脉合算，二四相乘，合计八尺，二五一尺，任督合算，共计九尺。

经脉长短，三阴三阳，督任跷脉，总计合算，一十六丈，外余二尺。

经脉十二，络脉十五，经脉纵行，络脉横连，交织成网，走行互动。

经脉络脉，有序运行，打通枢纽，行运气血，贯通阴阳，荣泽周身。

肇始行行，始发中焦，注入手部，太阴肺经，阳明大肠，二者表里。

徐而下行，阳明行进，注入足部，阳明胃经，太阴脾经，二者表里。

太阴回旋，注入手部，少阴心经，太阳小肠，心脏小肠，二者表里。

太阳行进，倾注足部，太阳膀胱，少阴肾经，肾脏膀胱，二者表里。

少阴折返，注入手心，厥阴心包，少阳三焦，心包三焦，二者表里。

少阳下行，注入足部，少阳胆经，厥阴肝经，肝脏胆囊，二者表里。

厥阴复还，抵达手部，复回太阴，太阴肺经，十二经脉，循环一周。

十二时辰，太阴肺经，定位寅时，平旦黎明，白昼交锋，交替之时。

经脉小络，十五别络，皆源经脉，经脉为原，如环无端，转相灌注。

经脉循环，化生真气，晨起之时，定于寸口，头部人迎，察辨百病。

明知始终，阴阳定标，终始之路，脉行路线，寸口人迎，谓之要穴。

阴阳之气，通于朝使，循环往复，如环无端，故曰为始，开启气门。

三阴三阳，经脉绝行，脏腑之气，消耗殆尽，绝行身亡，亡各形异。

二十四难

十二经气，气脱病异

手足经脉，三阴三阳，气血成像，投射经脉，气若已绝，自见症候。
足少阴经，少阴肾经，肾脏主骨，肾气断绝，骨骼枯萎，行走无力。
少阴经脉，冬脉呈象，潜伏而行，濡于骨髓，骨髓失营，肉不附骨。
骨肉不亲，肉濡不济，骨肉分离，齿长枯槁，头发干燥，苍无润泽。
骨先枯亡，骨与骨髓，气血无营，二者俱空，戊日明显，己日病危。
足太阴经，太阴脾经，脾主运化，脾气断绝，血脉精亏，不营口唇。
中州脾脏，五行归土，位居中央，运化五谷，化生阴精，脾主肌肉。
肌肉之本，呈象口唇，藏血亏少，肌肉不润，失去滑泽，人中反满。
腹中内满，双唇外翻，肉亡失控，逐日加重，甲日恶化，乙日病危。
足厥阴经，厥阴肝经，肝脏主筋，肝气断绝，体困筋缩，舌体卷曲。
厥阴脉象，肝脉呈象，筋之会合，筋之汇聚，人体阴器，络于舌本。
脉血不营，筋收急缩，痉挛牵舌，舌卷内缩，庚日病重，辛日身亡。
手太阴经，太阴肺经，脉气断绝，肺主皮毛，波及皮毛，皮毛焦枯。
肺气肃降，气行温和，营润皮毛，肺脉气微，周身失营，皮毛早脱。
皮毛枯焦，夺失津液，亏少伤身，映象皮节，手面皮节，皮枯毛折。
皮毛脱落，外失庇护，无有皮毛，玄府关闭，丙日恶化，丁日身亡。
手少阴经，少阴心经，脉气断绝，血液凝涩，血脉之内，流行不畅。
血中精华，无以泽身，皮肤色泽，尽失光滑，面色枯黑，顿失生机。
心主神明，收纳泵出，房室血液，血液不畅，壬日加重，癸日身亡。
三阴之气，三者俱绝，目眩天转，双目瞑合，丧失意志，失志先亡。
六阳之气，气运俱绝，阴阳相离，腠理开启，真气外泄，绝汗频出。
绝汗狂泄，大如贯珠，转出不流，内气先亡，旦占夕亡，夕占旦亡。

二十五难

十二经络，心包别异

人体经脉，三阴三阳，手足经脉，有十二经，五脏六腑，合计十一。

手少阴经，少阴心经，太阴肺经，肺脏心脏，心肺循环，主令血行。

别有一经，手经之中，厥阴心包，心包三焦，二者表里，计十二经。

心包三焦，二者有名，俱而无形，由此而得，常言经脉，心包殊异。

手厥阴经，心包经脉，起于胸中，出属心包，下行至膈，历络三焦。

心包主经，循胸出胁，腋下三寸，上抵腋下，太阴少阴，行走其间。

前臂内行，入注肘中，下行走臂，行两筋间，入于掌中，至中指端。

经行终点，中指末端，心包分支，别出掌中，循行小指，次指末端。

经脉不通，手心内热，臂肘挛急，腋下发肿，胸胁支满，心中拥堵。

心动之势，憺憺大动，面赤目黄，精神错乱，喜笑不休，无以自持。

心包主脉，不通生病，内心郁烦，心口疼痛，心火悬浮，掌中多热。

心包诸病，盛则泻除，虚则补益，热则疾去，寒则客留，陷下热灸。

不盛不虚，以经取穴，盛者寸口，脉大一倍，迎合人迎，虚者反小。

二十六难

十五络脉，识任督脾

十二经脉，各伴络脉，任脉督脉，脾经大络，络脉合计，有十五络。
任脉走行，络脉别出，起始支点，名曰尾翳，下沿鸠尾，散布腹中。
病生实症，腹皮疼痛，虚则瘙痒，治疗救治，取经穴位，尾翳之穴。
督脉走行，络脉别出，名曰长强，挟背而行，上行至项，布散头巅。
上行布散，肩胛左右，别走太阳，入贯肩背，沿行后背，阳脉之海。
病生实症，脊柱强直，不可仰俯，病生虚症，头重沉闷，挟持脊背。
脾经大络，腋下三寸，第六肋间，前锯肌中，名曰大包，布散胸胁。
病生实症，身体尽痛，病生虚症，百节弛缓，脉络包罗，诸脉血气。
此十五络，邪气盛实，必有外见，正气亏虚，客留经络，视察不见。
十五络脉，求之上下，明辨其处，经脉不同，络脉各异，灵活定穴。

二十七难

（一）天人相应，奇经八脉

十二经脉，脉动循行，奇经八脉，不拘其中，各有通路，各呈其性。
阳维阴维，阳跷阴跷，冲督二脉，任带二脉，谓曰八脉，于经别异。
经有十二，络有十五，计二十七，八脉气运，随行上下，独不拘经。
圣人预判，设图沟渠，通利水道，以备不测，天气变幻，不随人愿。
天降大雨，沟渠溢满，当此之际，水流四散，妄行大地，无有定格。
圣人遇此，不能复图，推类人体，络脉满溢，诸经走行，不能复拘。

（二）二十七愈，生命枢要

经脉十二，络脉十五，二者合计，二十七气，上下行进，出入输穴。
五脏五输，五五相乘，二十五输，六腑六输，六六相乘，三十六输。
所出谓井，留者谓荥，所注谓输，所行谓经，所入谓合，谓曰五输。
谓言节处，神气所游，关节交和，三百有余，六十五会，核心要地。
知其枢要，明其主旨，一言而终，不知其要，流散无穷，离散无边。
节处贵要，皮肉非比，亦非筋骨，观其色相，察验双目，知神聚散。
首辨外形，听其动静，知其邪正，右主推之，左持御之，气至而去。

二十八难

奇经八脉，吻合主经

奇经八脉，不拘经脉，各有起点，亦有归属，直达终点，走行各异。
督脉循行，起于尾椎，下极之输，并于脊里，上至风府，入属大脑。
任脉行进，起始之处，中极之下，毛际之上，循腹而行，关元至喉。
冲脉行进，起于气冲，并足阳明，夹脐上行，至达胸中，终止而散。
带脉走行，起于季胁，绕身一周，悬于腰间，连通任督，打通二脉。
阳跷之脉，走行起始，起于脚跟，循行外踝，徐徐上行，入注风池。
阴跷之脉，亦起脚跟，循行走向，内踝上行，至于咽喉，交贯冲脉。
阳维阴维，维络周身，溢蓄气血，不能环流，灌溉诸经，各有通路。
阳维之脉，起始之处，诸阳之会，阴维之脉，起始之处，诸阴之交。
十二主脉，奇经八脉，并合络脉，纵行为主，气运主干，时有连纵。
经脉走行，关节肌间，隆起凹下，蜿蜒崎岖，盘绕身躯，若如河流。
圣人大智，设图沟渠，沟渠满溢，流于湖泊，洞悉深悟，不能贯通。
经脉洪盛，溢注八脉，入不周还，十二经脉，亦有无常，壅塞不通。
六邪入侵，化生邪气，身受邪气，经络瘀滞，气难通畅，蓄积热肿。
先古圣人，发明九针，亦有砭石，针砭之术，迎合妙用，通畅经络。

二十九难

奇经八脉，病发各异

阳维之脉，走行阳处，维护阳侧，阴维之脉，维护阴处，各有其用。
阴阳二脉，萎靡不振，自保维持，怅然失志，不能兼顾，多生病疾。
阳维之脉，起始发处，诸阳之会，足太阳经，足外踝下，一寸金门。
阳维壅塞，经脉不畅，身体酷寒，体表发热，联络脏腑，功能失序。
阴维走行，小腿内侧，大腿内侧，上行腹部，合足太阴，穿行过胸。
会合任脉，颈部并行，阴维瘀塞，经行不同，心生苦闷，伴有疼痛。
阴跷走行，足跟内侧，少阴照海，内踝上行，大腿内侧，入前阴部。
沿行躯干，腹面上行，至达胸部，入于缺盆，行喉结旁，足阳明经。
人迎穴前，抵达鼻旁，连眼内角，合足太阳，会合上行，冲至头巅。
阴跷之脉，主司阴气，下肢运动，阴跷不通，外侧肌肉，弛缓不收。
内侧肌肉，拘急痉挛，足踝内翻，腿腹肌削，痿痹喉痛，嗜睡失眠。
眼睑下垂，两目失控，开合失司，舌体色淡，舌苔白腻，脉象虚弱。
阳跷脉起，足跟外侧，足太阳经，申脉穴处，外踝后上，行经下肢。
上行至腹，沿胸后外，经走肩部，沿颈外侧，上挟口角，达眼内角。
阳跷之脉，主身左右，两侧之阳，濡养眼目，司眼开合，下肢运动。
阳跷壅塞，腿腹肌削，痿痹无力，下肢阴经，弛缓无力，阳经拘急。
足向外翻，精神癫狂，嗜睡失眠，内眦赤痛，眼睑下垂，两目失控。
冲脉走行，五脏六腑，汇聚之海，五脏六腑，气血阴精，禀受冲脉。
冲脉上行，徐入口腔，出走鼻道，渗诸阳经，灌注阴精，滋养阴经。
冲脉下行，注入少阴，经脉大络，别走气街，阴股内廉，循侧下行。
下行入腘，伏行小腿，胫骨内侧，下至内踝，胫骨附趾，分道别行。
分道下行，并行少阴，渗注三阴，外出足跗，循走附趾，入大指间。
冲脉下经，脚背走行，渗注诸络，温润肌肉，疏通关节，调和经络。
冲脉经络，结聚附趾，上经萎靡，萎靡不利，卫气厥逆，厥则生寒。
冲脉无常，气脉逆行，外泄入侵，手足经络，错乱无序，明慎察辨。
五官导引，切脉验证，瘀塞通畅，可明逆顺，明若日月，洞察毫厘。
冲脉不畅，女子发病，月经不调，经水异变，经闭崩漏，乳少吐血。

冲脉气逆，气逆上行，小腹上冲，呕吐恶心，咳唾吐血，腹内拘急。
冲脉虚衰，月经量微，清稀色淡，经闭不孕，初潮经迟，绝经早提。
小腹疼痛，头晕目眩，心悸失眠，男子伤损，发育不良，毛发稀少。
督脉走行，后背阳侧，督脉不畅，经气瘀塞，拥堵为病，脊强而厥。
任脉为病，其内苦结，男女发病，各有差异，男子脐疝，妇子瘕聚。
带脉为病，腹内满涩，腰部绵绵，若坐水中，奇经八脉，病发各异。

第三部分 论脏腑

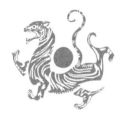

三十难

经脉走行，营卫助力

营气行运，卫气相伴，二气有名，分司内外，二气行进，相随相伴。
人体受气，源于五谷，谷纳入胃，发散传播，五脏六腑，皆受谷气。
谷气汇聚，化生阴精，融入血液，营行脉中，滋养周身，有形为阴。
阴精滋润，脏腑生热，氤氲缥缈，化生卫气，生于水谷，源于脾胃。
卫气走行，行于脉外，出于上焦，秉性刚悍，运行迅疾，走行通利。
卫气防御，温养内外，护卫肌表，抗御外邪，滋养腠理，开阖汗孔。
十二经脉，循行往复，行于阳处，二十五度，行于阴处，二十五度。
五十有度，复而大会，阴阳相贯，相互交错，环绕无端，营卫相随。

三十一难

三焦有分，病发各异

胸腔腹腔，划分三焦，上中下焦，脏腑对应，分界标志，横膈与脐。
谓之三焦，水谷道路，气运始终，上焦居位，横膈之上，胃之上口。
上焦功能，主司纳入，入而不出，治在膻中，玉堂之下，一寸六分。
上焦脏器，肺脏心脏，气管食管，向上蔓延，抵达喉咙，口腔鼻孔。
中焦定位，横膈之下，肚脐之上，在胃中脘，不上不下，腐熟水谷。
中焦脏腑，肝脏胆囊，胃脾胰腺，病疾发生，循经辨证，治在脐旁。
下焦居位，肚脐之下，膀胱上口，下焦脏腑，肾脏膀胱，大肠小肠。
下焦功运，分别清浊，主出不入，清浊下行，予以传导，排出污浊。
下焦有病，治在脐下，其下一寸，名曰三焦，府邸所在，谓之气街。
五脏病变，投影三焦，心脏上焦，胸口之处，肺脏中焦，左侧气郁。
肝脏中焦，右侧气郁，脾脏肚脐，四围不适，肾脏下焦，脐下气滞。

三十二难

心脏肺脏，协同营卫

五脏之中，心脏肺脏，位居上焦，心主血脉，肺司主气，气血同源。
人体静脉，回流右房，右房收缩，逼入右室，右室收缩，血入肺脏。
呼出浊气，吸入清气，血液回流，注入左房，左房收缩，压入左室。
左室收缩，压入动脉，动脉循环，大小血管，布散周身，营润脏腑。
五脏之中，心肺二脏，独居膈上，心脏功性，司管血脉，肺脏司气。
血液精华，滋润脏腑，荣泽化气，守护身躯，上下相随，谓之荣卫。
通畅经络，气血津液，营润于外，心肺二脏，独在膈上，自有奇妙。

三十三难

五脏阴阳，融合其中

五行五脏，五脏实质，归属为阴，五脏阴脏，阴阳互变，赋阴抱阳。
水润万物，五脏得水，沉浮呈势，阴阳呈象，释放纳入，阴阳相随。
肝木应青，肺金应白，肝脏得水，肝脏下沉，木得之水，木而上浮。
肺脏得水，肺脏上浮，金得之水，金而下沉，肝木肺金，各秉阴阳。
人体肝脏，非为纯木，乙角庚柔，言其之道，谓阴与阳，交融其中。
释放微阳，吸纳微阴，微阴气盛，其意乐金，行阴道多，肝得水沉。
人体肺脏，非为纯金，辛商丙柔，言其之道，谓之阴阳，阴阳交融。
释其微阴，纳入微阳，其意乐火，行阳道多，肺脏得水，肺脏上浮。
肺脏纳气，纳气上浮，肺脏肃降，排气下沉，辛当归庚，阴阳位移。
肝脏藏血，藏而上浮，肝脏失血，乙当归甲，各有归属，阴阳生变。

三十四难

五脏五行，推演万象

阴阳五行，五行五音，五音五色，五色五味，人体五脏，一一相应。

肝应东方，五色归青，其气臭臊，其味喜酸，其声为呼，其液为泣。

心应南方，五色红赤，其气臭焦，其味喜苦，发声为言，其液为汗。

脾应中州，五色属黄，其气臭香，其味喜甘，发声高歌，其液为涎。

肺应西方，五色归白，其气臭腥，其味喜辛，发声为哭，其液为涕。

肾应北方，五色属黑，其气臭腐，其味喜咸，发声呻吟，其液为唾。

五脏之中，声色臭味，外泄阴液，各有呈性，五脏居内，映象其外。

人体脏器，客舍精气，五脏藏匿，蕴藏七神，各有归藏，内外相应。

肝脏藏匿，人体之魂，肺藏人魄，心藏神明，脾藏意智，肾藏精志。

三十五难

六腑清浊，各有喜好

五脏六腑，互为表里，脏腑相应，就近避远，心脏小肠，肺脏大肠。
心脏肺脏，心营周身，肺卫体表，通行阳气，二脏居处，独居上焦。
小肠大肠，传导精气，沿气下行，居位下焦，相去而远，二者归阳。
六腑空腔，清净府邸，大肠小肠，胃与膀胱，皆受不净，自有缘由。
诸曰六腑，小肠之处，受盛之腑，大肠之功，传泻行道，通泄糟粕。
人体胆囊，清净之腑，人体之胃，水谷之腑，人体膀胱，津液之腑。
一腑之名，犹无两名，小肠之处，心脏之腑，大肠之位，肺脏之腑。
人体胆囊，肝脏之腑，人体之胃，脾脏之腑，人体膀胱，肾脏之腑。
五脏色相，映射在腑，六腑有性，各有异名，小肠赤肠，大肠白肠。
胆谓青肠，胃曰黄肠，膀胱黑肠，下焦所治，脏腑对应，以色取性。

三十六难

肾脏殊异，中西有别

人体脏腑，五脏六腑，五脏之中，肾脏独异，左右各一，系连脊柱。
肾脏功能，水液吸收，过滤精微，吸收精华，排泄废物，化生尿液。
传统医学，五行之中，肾脏归水，肾主藏精，先天之本，藏纳元气。
中西辨肾，二者有别，左右二肾，高低各异，司职行令，各有差异。
五脏之中，惟肾成双，左右呈性，功能各异，左侧肾脏，主司运化。
运化水液，吸收精微，融入血液，化生阴精，营润脏腑，和顺五脏。
右肾命门，元神所托，元气客舍，男子藏精，女子胞胎，主司生殖。
生命诞生，首化肾脏，肾脏殊异，先天之气，收藏其中，守护生命。

三十七难

五脏七窍，阴阳相容

五脏之气，内脏化生，善走上行，顺延七窍，分类外出，各有呈象。
肺脏循环，行气通鼻，鼻道和顺，嗅觉细胞，健康聪敏，识别喜恶。
肝气藏血，肝喜舒达，肝气顺达，双目锐敏，感知七彩，识辨物形。
脾主运化，消化五谷，开窍口腔，纳入吸收，辨别好劣，感知谷味。
心气通舌，喜乐欢心，心情愉悦，舌体和顺，味觉细胞，辨别五味。
肾脏开窍，贯通双耳，肾气旺盛，经脉通畅，双耳睿敏，洞察五音。
五脏衰微，功运萎靡，脏气亏虚，生克失序，七窍不通，多生堵塞。
五脏归阴，六腑属阳，六腑喜空，六腑不合，气运不畅，郁结壅塞。
邪客六腑，六腑失健，应合经脉，阳脉不畅，行运拥堵，气多滞留。
邪舍五脏，投影阴经，阴脉不和，行运不畅，血多滞留，滞留血瘀。
血液留滞，阴脉洪盛，阴者太盛，阴阳二气，互不相惜，谓之曰格。
阳气太盛，阴气伴随，不得相营，谓之曰关，阴阳俱盛，曰之关格。
关格至极，阴阳盛大，互不相容，各彰其性，阴阳失衡，病发危重。
气运独行，走行五脏，不营六腑，气运反极，如水之流，不得停息。
阴脉精血，营润五脏，阳脉之气，走行六腑，如环无端，自有纲纪。
气血行运，终而复始，行不覆溢，内温脏腑，外濡腠理，调和内外。

三十八难

心包三焦，有名无形

人体脏腑，脏唯有五，腑独有六，一脏一腹，交相呼应，脏腑表里。

腑有六者，谓曰三焦，五脏六腑，收纳其中，原气别异，主持诸气。

横膈之上，谓曰上焦，脐上至膈，谓曰中焦，脐下阴上，谓曰下焦。

三焦一腑，有名无形，十二经络，手少阳经，映象三焦，合计六腑。

三焦无形，五脏六腑，脏腑内气，三焦统领，三焦有形，主体胸腹。

十二经脉，手部经脉，少阳三焦，厥阴心包，三焦心包，二者表里。

三焦阳经，心包阴经，心包实质，心包无形，心脏外围，庇护心脏。

五脏之中，心主神明，君主之位，心包守护，洞察脏腑，秉承异变。

三十九难

脏腑相应，动中生变

五脏六腑，脏器有五，腑者有六，脏腑相配，各应有五，一一相应。

五脏类推，亦应六脏，肾脏有二，左右各一，左侧曰肾，右谓命门。

命门一处，精神所舍，男子藏精，女子系胞，气与肾通，有言六脏。

古来有争，五脏之余，有一心包，厥阴心包，合应五脏，谓曰六脏。

五脏配腑，各有一腑，三焦之处，谓曰一腑，不配五脏，故有六腑。

十二经络，阴精阳经，二者表里，心包三焦，脏腑表里，计十二经。

五脏六脏，五脏五腑，多有争论，天地玄虚，生命多彩，自有大道。

大道至简，天地之间，道生有一，一生有二，二生有三，三生万物。

氤氲之气，无极太极，太极阴阳，阴阳五行，五行生克，生命多彩。

生命运行，异彩纷呈，动为永恒，静则相对，层层叠加，因变而生。

阴谓之静，阳为之动，五脏为静，六腑为动，六腑为静，七窍为动。

动则有变，变为之道，以变应变，静为之道，静中悟动，动静相融。

四十难

五脏主令，生克多变

五脏主令，肝主在色，心主在臭，脾主在味，肺主在声，肾主在液。

人体鼻腔，肺之窗户，反知香臭，人体双耳，肾之窗户，反而闻声。

一年四季，春夏秋冬，四时更替，循环往复，动中有变，化生五运。

五行五运，肝木为春，心火为夏，肺金为秋，肾水为冬，脾为长夏。

四季更换，春夏秋冬，五运相生，木火土金，水行循环，融入四时。

五行肺脏，西方之金，金生于巳，巳南方火，四时更替，火生肺金。

五行五脏，火者应心，火金母子，心主臭味，令肺之鼻，知其香臭。

五行肾脏，北方之水，水生于申，申西为金，五行之中，金生肾水。

金者应肺，肺主声音，令耳闻声，相生之中，功能推移，二者移变。

五行之中，肝木生火，心火生土，脾土生金，肺金生水，肾水生木。

四十一难

肝脏居右，肝气应左

肝脏居位，横膈之下，人体右侧，肝脏异变，肝气映象，腹部左侧。

足厥阴经，厥阴肝经，足趾大腿，内侧上行，环绕阴器，汇聚舌根。

肝脏外形，左右两叶，左肝右肝，右肝硕大，左侧偏小，下坠胆囊。

人体肝脏，东方应木，木之呈象，四季春季，万物萌生，气运微弱。

肝木气运，无所亲近，隆冬刚过，夏季未来，寒热交争，气候多变。

太阳寒水，虽逝不远，五运六气，厥阴肝木，顺次少阴，少阴君火。

肝脏呈象，外形硕大，犹若两心，故有两叶，亦应树叶，居位右侧。

肝脏之气，应东方木，万物复始，应位在左，左侧升起，右侧肃降。

肺主肃降，右腹应肺，脐上应心，脐下应肾，脐应脾脏，脾居中州。

肝脏胆囊，二者表里，肝脏胆汁，注入胆囊，胆囊收纳，浓缩储备。

摄入肥腻，胆汁外溢，汇入胰管，十二指肠，入流小肠，助力消化。

肝脏异变，肝胆萎靡，分泌失序，胆汁横逆，上袭入口，口内苦涩。

四十二难

（一）肠胃相续，长短各异

人体肠胃，大小长短，人各有异，受纳水谷，自不相同，各呈异彩。
胃体大小，一尺五寸，谓其周长，口径五寸，胃体之长，二尺六寸。
横卧膈下，受纳水谷，三斗五升，常藏五谷，曰之二斗，水一斗五。
小肠周长，二寸之半，直径八分，外于少半，小肠最幽，三丈二尺。
受容五谷，二斗四升，容纳水液，六升三合，合并大半，消化主场。
结肠周长，约有四寸，其内直径，一寸余半，其长环绕，二丈一尺。
收纳五谷，约有一斗，水七升半，回肠末端，毗邻广肠，交接过度。
广肠主体，末端直肠，乙状结肠，周长八寸，内在直径，二寸余半。
广肠有长，二尺八寸，受纳五谷，九升三合，八分合一，容纳排泄。
肠胃有长，五丈八尺，外余四寸，合受水谷，八斗七升，六合八分。
肠胃长短，受容水谷，研磨细碎，腐熟搅拌，消化吸收，糟粕排出。

（二）五脏多姿，六腑多彩

肝脏有重，四斤四两，左有三叶，右有四叶，凡此七叶，肝主藏魂。
心脏有重，约十二两，中有七孔，精汁三合，心主血脉，主藏神明。
脾脏有重，二斤三两，扁宽三寸，长约五寸，散膏半斤，主司统血。
温养五脏，脾主藏意，肺脏有重，三斤三两，六叶两耳，肺主藏魄。
肾脏两枚，左右各一，相映排列，二者计重，一斤一两，肾主藏志。
胆囊隐藏，肝脏短叶，胆囊有重，三两三铢，盛纳精汁，约有三合。
胃体之重，二斤一两，纡曲屈伸，贴附膈下，二尺六寸，为其之长。
一尺五寸，为其周长，其径五寸，盛谷二斗，纳入水液，一斗五升。
小肠计重，二斤有余，又十四两，三丈二尺，为其之长，广二寸半。
内径八分，余少分半，左回叠积，共十六曲，盛纳五谷，二斗四升。
收纳水液，六升三合，余合大半，小肠两分，空肠回肠，共同组成。
大肠之重，二斤有余，又十二两，二丈一尺，为之其长，周长四寸。
内径一寸，脐之右侧，回十六曲，盛谷一斗，收纳水液，七升余半。
膀胱之重，九两二铢，空腔瓮器，纵广九寸，盛溺尿液，九升九合。

口腔之广，二寸余半，唇至齿长，约有九分，齿之以后，直至会厌。
齿与会厌，深三寸半，内容谷物，约有五合，口腔奇特，全息投影。
舌体之重，约有十两，其长七寸，广二寸半，主司味觉，尝尽五味。
咽门之重，约十二两，广二寸半，下行至胃，一尺六寸，为之其长。
喉咙之重，约十二两，广有二寸，一尺二寸，为之其长，划分九节。
肛门之重，约十二两，肛门周长，大约八寸，内经之长，二寸大半。
肛门之长，二尺八寸，受纳糟粕，九升三合，八分合一，不同今论。

四十三难

水谷消耗，七日殆尽

生命运行，能量为基，摄入食物，运化代谢，化生精华，盈润机体。
不摄水谷，七日而亡，人体胃内，留谷二斗，存储水液，一斗五升。
平人一日，水谷利用，用后排出，用二升半，排二升半，一日五升。
七日累计，五七相乘，三斗五升，水谷津液，无有摄入，七日俱尽。
后天之本，谓曰脾脏，脾主运化，脾脏与胃，二者表里，彼此呼应。
荤素搭配，软硬结合，饮食有度，运化五谷，化生精华，健脾强胃。

四十四难

人体七冲，皆为要塞

人体之中，五脏六腑，奇恒之腑，各有所主，有序运行，生命旺盛。
机体之内，多有要地，或如要塞，或如门户，或如瓶颈，或如痛点。
人体七冲，皆为要口，唇为飞门，齿为户门，会厌吸门，胃有贲门。
太仓下口，胃体出口，胃下幽门，小肠大肠，交汇之处，为之阑门。
下极之处，会阴肛门，谓曰魄门，曰七冲门，所在之处，关键峡口。

四十五难

机体八会，汇聚要的

机体八会，腑会太仓，胃为太仓，脏会季胁，尺内两旁，胁下小骨。
筋之大会，阳陵泉穴，小腿膝外，腓骨小头，内陷之地，属足少阳。
髓会绝骨，小腿外侧，外踝之上，沿行三寸，腓骨外缘，归于胆经。
血会膈输，第七胸椎，棘突之下，归属膀胱，骨会大抒，一胸椎旁。
脉会太渊，桡骨颈突，腕部舟骨，二者之间，亦名天泉，属手肺经。
气之相会，三焦之外，一筋直入，两乳之间，热病在内，取其会穴。

四十六难

年老少壮，气血别异

人至老年，卧而不寐，睡少醒多，时至少壮，寐而不寤，酣然大睡。

年老少壮，气血有别，阴阳有偏，脏腑殊异，寤寐交替，差异甚大。

少壮之时，血气旺盛，肌肉滑利，经气通畅，营卫畅行，不失日常。

白昼精盛，活力满满，生机勃勃，时至夜幕，随遇而眠，夜卧不寤。

岁至老年，血气日衰，阴精亏虚，肌肉不滑，脏腑萎靡，功能微弱。

营卫二气，行运艰涩，白昼之中，体困精乏，萎靡不振，夜不得寐。

四十七难

阴阳经脉，走行各异

十二经脉，手足大经，三阳三阴，阳经走外，阴经行内，各有侧重。
手足阳经，映象六腑，经脉走行，汇聚于上，人体头面，阳经大会。
诸阳经脉，至于头耳，阳气汇集，热力蓬生，头面善热，热多溢散。
手足阴经，映象五脏，诸阴之脉，至达颈胸，折返而还，循经而行。
手部阳经，循行外侧，直达头面，足部阳经，起自头部，循外至足。
手部阴经，胸中发出，直达趾端，足部阴经，起自足部，循行至腹。

第四部分　论病

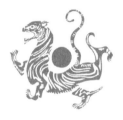

四十八难

生命多彩，不离阴阳

生命现象，奇妙多彩，深悟其道，洞悉表象，不离阴阳，阴阳互动。
阴阳交争，化生表象，寒热发作，呈象表里，虚实交变，洞本知标。
人体脉象，三虚三实，脉有虚实，病有虚实，诊有虚实，明辨其性。
脉象虚实，濡者为虚，牢者为实，病发虚实，出者为虚，入者为实。
表达言语，言者为虚，不言者实，病情来势，缓者为虚，急者为实。
诊病虚实，痒者为虚，痛者为实，外痛内快，其外为实，其内为虚。
内痛外快，其内为实，其外为虚，虚实之变，关联阴阳，慎察明辨。

四十九难

五脏主令，各有不同

身体生病，内因外因，皆可有为，伤累五脏，投射表里，各有呈象。
忧愁思虑，干扰神明，多伤心脏，饮冷形寒，多伤在肺，波及皮毛。
恚怒气逆，上行不下，多伤肝脏，饮食劳倦，消化不畅，多伤脾脏。
久居湿地，湿气强逼，化生内邪，多伤肾脏，伤在五脏，波及经脉。
内伤五脏，外应经脉，经脉走行，瘀塞不畅，时有停滞，堵在穴位。
瘀塞拥堵，气滞血瘀，内邪不去，痈肿疼痛，汇聚一处，投影体表。
外生五邪，中风伤暑，饮食劳倦，伤寒中湿，客舍脏腑，日久生病。
五行五脏，五脏五色，色相在表，映象在里，色与五脏，一一相应。
病邪入侵，入肝为青，入心为赤，入脾为黄，入肺为白，入肾为黑。
心脏受邪，当见赤色，病发身热，胁下满痛，胸中郁闷，情志不畅。
伤暑之际，暑热逼入，化生热邪，袭入脏腑，折射异味，应在五脏。
心主臭味，入心焦臭，入脾香臭，入肝臊臭，入肾腐臭，入肺腥臭。
心病伤暑，当恶焦臭，身体燥热，心生烦闷，心口疼痛，脉象浮大。
饮食劳倦，伤及运化，五谷不消，累及脾脏，五脏五味，各有相应。
脾主在味，入肝为酸，入心为苦，入肺为辛，入肾为咸，自入为甘。
脾脏受累，内邪入心，苦味入心，多喜苦味，病有转移，移入心脏。
身体发热，躯体沉重，喜嗜躺卧，四肢不收，脉中呈象，浮大而缓。
身感伤寒，精神失常，谵言妄语，言语失控，表达混乱，声音异变。
肺主之声，入肝为呼，入心为言，入脾为歌，入肾为呻，自入为哭。
肺脏受累，邪入心脏，神明错乱，谵言妄语，不知其述，不能自禁。
病发身热，洒洒恶寒，病情发重，多有喘咳，脉象变化，浮大而涩。
外湿致密，逼入机体，多致病发，多喜汗出，汗出如注，不可制止。
肾主在液，入肝为泣，入心为汗，入脾为涎，入肺为涕，自入为唾。
肾脏受累，病邪入心，肾水心火，水火不济，汗多频出，不可自止。
病发身热，小腹隐痛，足胫寒逆，脉象呈变，沉濡而大，五邪之法。

五十难

邪气多变，发病各异

病或虚邪，或为实邪，或为贼邪，或为微邪，或为正邪，各有呈性。
身体异变，疾病发生，触及脏腑，外邪顺势，袭入叠加，为之虚邪。
内邪久积，由内而生，厚积勃发，病发于内，内邪不去，为之实邪。
正邪二气，二者交争，正气败下，邪气胜出，逼入身体，为之贼邪，
正邪交争，双方对峙，邪气败下，正气胜出，余邪尚存，为之微邪。
假令心病，本在心脏，风邪偷入，得风发病，外邪中风，为之虚邪，
饮食劳倦，伤及运化，化生淫邪，积聚脏腑，挥之不去，为之实邪。
湿气强盛，直逼身体，内气不足，突破防御，袭入脏腑，湿为贼邪。
六邪入侵，欲发伤寒，正气内存，力克六邪，尚留残余，为之微邪。
五行之中，肝脏归木，肝木应春，阴阳交变，肝脏受风，得之正邪。
心脏归火，多在夏季，暑热难耐，伤暑致病，心脏不安，得之正邪。
脾脏归土，应在长夏，长夏重湿，强入侮脾，脾脏受邪，得之正邪。
肺脏归金，应在秋季，秋季多燥，无以润泽，肺脏受邪，得之正邪。
肾脏归水，应在冬季，躲藏不及，寒邪入侵，触骨伤肾，得之正邪。
源于五行，伤自本性，为之正邪，邪之来源，各有不同，变化多样。

五十一难

七情恶欲，映象脏腑

人体生病，心随病境，七情化生，折射欲望，发病化欲，人各不同。
病发欲望，欲得温暖，欲得寒凉，欲得见人，欲得避人，懒以出户。
欲有不同，各有根源，脏器有异，五脏六腑，五脏归阴，六腑属阳。
欲得寒凉，体内多热，欲得见人，喜动恶静，呈象为阳，病发在腑。
体内冷寒，欲得温暖，不欲见人，喜静恶动，病象为阴，病在五脏。
腑者为阳，阳病欲寒，又欲见人，脏者归阴，阴病欲温，又欲闭户。
五脏归阴，异变发病，深藏庭院，独处静思，恶闻人声，以别脏腑。

五十二难

脏病定处，腹病飘忽

五脏属性，实质器官，六腑形性，空腔之器，脏腑发病，定处不等。
细胞异变，组织受累，损伤器官，应在五脏，运行失序，功能无常。
五脏异变，居位固定，投影清晰，定位通透，止而不移，不离其处。
六腑空腔，发病之际，仿佛贲响，上下行流，居处定常，审慎明辨。
脏腑有性，发病各异，二者之间，脏腑表里，相互映照，去伪存真。

五十三难

七传病危，相生易治

六邪入侵，疾病发生，初发之际，走行在表，循序渐进，由表入里。
邪入体内，侵袭脏腑，脏腑之间，交替传递，五脏六腑，受累发病。
脏腑传递，七传病危，间脏易治，循行七传，传其所胜，相克而终。
五行五脏，五脏相克，相克而传，心脏有病，心火克金，心病传肺。
肺金克木，肺脏传肝，肝木克土，肝脏传脾，脾土克水，脾脏传肾。
肾水克火，肾脏传心，五行相克，皆受累伤，五脏失序，七传危重。
间脏相传，五行之间，母子相怜，传其所生，心火生土，心病传脾。
脾土生金，脾脏传肺，肺金生水，肺脏传肾，肾水生木，肾脏传肝。
肝木生火，肝脏传心，母子相传，前后相随，周尔复始，如环无端。

五十四难

五脏六腑，治有难易

五脏六腑，脏腑性异，五脏归阴，质地实质，六腑归阳，内为空腔。
五脏异变，结构异常，功能失常，发病日久，组织变性，逆转维艰。
脏病难治，五脏五行，传其所克，交替往复，运行失调，功能无序。
肝主藏血，心主血脉，脾主运化，肺主肃降，肾主藏精，各有所司。
心为君主，主司神明，肝为将军，五脏所司，气血津液，生命根基。
六腑空腔，气运为基，六腑发病，腑病易治，传递交接，通畅气运。

五十五难

气运积聚，阴阳相融

大得有言，气血通畅，身无病生，气多积聚，经脉壅塞，受累脏腑。

病有积聚，积者阴气，聚者阳气，阴沉而伏，阳浮而动，阴阳变幻。

气之所积，谓之曰积，气之所聚，谓之曰聚，积聚呈象，皆源于气。

气运有积，孕育化生，五脏所生，气运有聚，汇聚成形，六腑所成。

积者阴气，始发有常，疼痛发生，不离其处，上下有界，左右有边。

聚者阳气，始发无根，上下穿行，无所留止，疼痛缥缈，无有常处。

五十六难

（一）肝脏积堵，源肺长夏

五脏积邪，各有呈性，五脏之中，肝脏淤积，名曰肥气，应左胁下。
肝脏积臃，如通覆杯，有头有尾，久积不愈，令人发病，惊扰身心。
肝脏壅塞，积壅本源，咳嗽不休，内气上逆，疟热发生，连年不愈。
病发不愈，季夏之时，戊己之日，多有得病，病发咳嗽，应在肺脏。
肺脏受邪，五行之中，肺金克木，传于肝脏，肝木克土，肝当传脾。
四时五运，五行脾土，脾脏应时，当值季夏，受累邪气，客舍其中。
脾不受邪，肝脏承载，复欲还肺，肺不盛纳，留结为积，名曰肥气。

（二）心脏积堵，源肾发秋

心脏积堵，名曰伏梁，起于脐上，状如臂膀，上至通心，悬置不下。
心脏拥堵，久治不愈，发病心烦，发生之际，秋庚辛日，四时应肺。
肾脏发病，五行之中，肾水克火，肾病传心，心火克金，当传肺脏。
五行之中，肺脏应秋，秋多适应，不受外邪，心欲还肾，肾脏不受。

（三）脾脏积堵，源肝发冬

脾脏积留，名曰痞气，应在胃脘，覆大如盘，久治不愈，异象并至。
脾司运化，应在肌肉，运化不力，阴精不丰，肌肉萎靡，四肢不收。
运化失序，受累肝胆，胆汁异变，肌肤颜色，泛生黄色，发为黄疸，
饮食五谷，无以运化，精华亏缺，肌肤失营，皮毛枯槁，体表粗糙。
发生之日，冬壬癸日，四时五运，五脏应合，应在肾脏，走行异变。
肝病传脾，肝木克土，脾土克水，脾当传肾，肾已适冬，不受其邪。
脾脏承载，复欲还肝，肝不肯受，留结为积，痞气发生，冬壬癸日。

（四）肺脏积堵，源心发春

肺脏留积，名曰息贲，应右胁下，覆大如杯，久不治愈，多发疼痛。
洒淅寒热，喘咳时有，内生肺壅，发病之始，春甲乙日，多有得病。

五行之中，心火克金，心病传肺，肺金克木，春甲乙日，当应肝木。
肺当传肝，肝已适春，身不受邪，肺脏承载，迎送之余，复欲还心。
心脏不受，承载内邪，留结为积，发病肇始，春甲乙日，曰之息贲。

（五）肾脏积堵，源脾发夏

肾脏留积，名曰贲豚，病发少腹，上至心下，如若豚状，或上或下。
淤积邪气，上下忐忑，无有定时，久不治愈，令人喘逆，多有呕逆。
肾脏主骨，骨痿少气，发病肇始，夏丙丁日，四时相应，本应心脏。
五脏之中，脾土克水，脾病传肾，肾当传心，心已适夏，身不受邪。
肾脏承载，复欲还脾，脾不肯受，留结为积，曰之贲豚，夏丙丁日。

五十七难

五泄各异，病发有处

摄入食物，不合脾胃，积聚体内，机体排斥，涌出体外，泄出异物。
人体五泄，脏器各异，其名不同，各有其性，自呈其状，明其缘由。
五类排泄，胃泄脾泄，大肠之泄，小肠有泄，大瘕之泄，名曰后重。
胃内不适，受纳食物，无以研磨，饮食不化，随便排出，色泽黄蜡。
脾主运化，消化五谷，脾脏受邪，功能失司，运化无力，患病脾泄。
脾泄之人，腹中胀满，泄下如注，纳食即满，呃逆上形，做呕外吐。
大肠内泄，食已消化，窘迫留存，大便色白，肠鸣隆隆，如切之痛。
小肠之泄，小腹疼痛，无以吸收，溲而溏稀，便中脓血，多伴腥臭。
大瘕泄者，阴部疼痛，多生便意，里急后重，频数蹲厕，不能排便。

五十八难

伤寒五类，各有呈象

伤寒多变，略有五类，中风而致，伤寒发生，湿温热病，亦有温病。
身患伤寒，所苦不同，脉象各异，中风脉象，阳浮而滑，阴濡而弱。
湿温之脉，阳濡而弱，微小而急，伤寒脉象，阴阳脉象，俱盛紧涩。
热病之脉，阴阳上升，二者俱浮，浮大而滑，沉之散涩，各有形性。
温病之脉，行在诸经，血脉运动，不知何经，顺随其经，随波融入。
伤寒发生，汗若夺出，病可早愈，下泄病危，泄下之后，汗出加重。
皆因于汗，然愈有别，大相径庭，个体异质，各有异常，各呈其状。
阳虚阴盛，汗出蒸腾，助增阳气，汗出而愈，阴液积聚，无汗病危。
阳盛阴虚，无以滋润，体内干咳，汗出病重，润泽脏腑，无汗而愈。
寒热之病，自有症候，体表寒热，皮恶近席，毛焦鼻槁，无有汗出。
膝肌寒热，肌肉疼痛，唇舌槁干，无有汗出，发病之初，邪客肌肉。
骨之寒热，身无所安，坐卧不定，汗注不休，波及肾脏，齿本槁痛。

五十九难

神明错乱，狂癫有别

心主神明，神明失控，精神错乱，迷失神魂，形神分离，发病狂癫。
狂癫之病，狂疾肇始，少卧不寐，不饥不食，自高贤惠，自辨聪智。
自居高贵，妄笑失升，善好歌乐，妄行多动，不休不止，无以控制。
癫疾始发，郁郁寡欢，意想不乐，僵仆直视，尺关寸脉，阴阳俱盛。

六十难

头部心脏，厥痛真痛

头疾心病，有之厥痛，亦有真痛，追溯根源，源于经络，手部三经。
手三阳脉，太阳小肠，阳明大肠，少阳三焦，三经萎靡，经气瘀塞。
三经运行，受邪风寒，伏留其中，留置不去，头疼发生，名厥头痛。
循经殊变，邪入头颅，连累头脑，神经错乱，干扰大脑，名真头痛。
五脏受邪，运行失序，触发异变，脏气殊异，惊扰他脏，受累心脏。
五脏之气，相互干扰，名厥心痛，心疼甚烈，手足青乌，即真心痛。
真心之痛，气血受阻，体内缺氧，旦发夕亡，夕发旦亡，须臾之间。

六十一难

内外辨证，表里相合

五脏六腑，映象经络，经络走外，脏腑藏内，内外投影，交互呈象。
全息呈象，五脏呈象，面部全息，五脏六腑，投影其上，口舌五脏。
五脏五行，五行推演，五脏五色，五脏五音，五脏五味，一一相应。
五行五色，五脏相应，望见五色，以知其病，望而知之，谓之曰神。
肝脏应青，心脏应赤，脾脏应黄，肺脏应白，肾脏应黑，一一相应。
五行五音，五脏相应，闻其五音，以别其病，闻而知之，谓之曰圣。
肝乐角音，心喜徵音，土醉宫音，肺应商音，肾好羽音，一一相应。
五行五味，五脏相应，问所欲味，以知其病，问而知之，谓之曰工。
酸味归肝，苦味归心，甘味归脾，辛味归肺，咸味归肾，一一相应。
诊其寸口，视其虚实，以知其病，定位脏腑，切脉而知，谓之曰巧。
左手脉象，应心肝肾，右手脉行，合肺脾肾，浮沉长短，滑涩六象。
以外而知，谓之曰圣，以内而知，谓之曰神，内外辨证，表里统一。

第五部分 论穴道

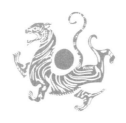

六十二难

五俞五穴，功性各异

谓五输穴，沿经走行，穴有其性，功能各异，若如水流，玄妙奇异。
源起汇入，所始为井，所溜为荥，所注为输，所行为经，所入为合。
起点之处，手指脚趾，四肢末端，依次排列，徐行向前，直达肘膝。
井穴居位，手足末端，若水源头，经气始发，起始部位，第一输穴。
荥穴客留，掌指跖趾，关节之前，喻作水流，萦迁回折，环绕而行。
经气行运，尚未洪猛，时走时停，停滞汇聚，停溜为荥，第二输穴。
输穴居位，掌指跖趾，关节之后，水流逐大，沿途汇聚，由浅入深。
经气前行，汇聚成形，渐盛强大，由此注彼，洼处汇集，第三输穴。
经穴居位，腕踝关节，绕行关节，沿途上行，经气流动，力运变大。
经气行运，走行部位，沿途通畅，一路高歌，水到渠成，第四输穴。
合穴居位，肘膝周围，河溪水流，奔腾猛进，滔滔奔流，汇入主干。
经气纵深，交接体内，合应脏腑，内外连通，所入为合，第五输穴。
五脏六腑，五脏五输，六腑六输，多一原穴，出于四关，通行交织。
五脏五输，六腑六输，六腑归阳，三焦行阳，故置一输，谓名曰原。

六十三难

六腑六输，起始井穴

五脏六腑，输穴起始，四肢末端，谓之井穴，万物始生，应东方春。
万物萌动，藤树抽芽，蚊行喘息，飞虫蠕动，生发之际，蠢蠢欲出。
四时更替，岁数计算，一元复始，始于春季，输穴相应，应在井穴。
日数计算，天干始甲，输穴起初，以井为始，井为起点，源发之处。

六十四难

五脏五输，阴阳相揉

五行五输，排列组合，五行相克，阴阳有别，一穴两性，相对而生。
阴阳为基，肝木克土，脾土克水，肾水克火，心火克金，肺金克木。
阴井属木，阳井属金，阴荥属火，阳荥属水，阴输属土，阳输属木。
阴经属金，阳经属火，阴合属水，阳合属土，相互守望，彼此制约。
五脏五输，常用要穴，驱除病疾，沿经定穴，各有所取，通畅经脉。
神志昏迷，定位末端，针刺井穴，热病缠绕，定位荥穴，进针行刺。
关节疼痛，常选输穴，咳嗽哮喘，多取经穴，六腑病症，妙用合穴。
走行经脉，输穴布散，阴阳交变，刚柔相济，用穴之道，亦如用药。

六十五难

五输连穴，若如河流

五脏五输，六腑六输，所出之处，谓之井穴，所入之处，谓之合穴。

所出为井，东方之春，万物始生，所入为合，北方之冬，阳气收藏。

井穴居位，手足末端，若水源头，经气始发，起始部位，源发之处。

荥穴客留，掌指跖趾，关节之前，喻作水流，萦迂回折，所溜为荥。

输穴居位，掌指跖趾，关节之后，水流逐大，由浅至深，注洼为输。

经穴居位，腕踝关节，沿途上行，经气流动，力运变大，所行为经。

合穴居位，肘膝周围，河溪水流，奔腾猛进，汇入主流，所入为合。

六十六难

（一）十二经络，原气原穴

原气本源，真元之义，源发之处，脐下肾间，生命本源，运行动力。
原气走行，贯通三焦，输布脏腑，布散头面，通达四肢，守护生命。
脏腑原气，腧穴之中，经过留止，谓曰原穴，十二经脉，各一原穴。
十二原穴，腕踝关节，附近一穴，手足阴经，阴经原穴，五输输穴。
脏腑表里，五脏原穴，六腑原穴，经气瘀塞，呼应取穴，表里配穴。
配穴循法，少阴少阳，太阴太阳，厥阴阳明，上下相应，同气相求。

（二）十二原穴，各司行令

咳嗽气喘，咽喉肿痛，咳血胸痛，心悸腕痛，取肺原穴，定位太渊。
心痛心悸，心动过速，胸闷胁痛，惊悸失眠，精神分裂，癫狂痫症。
胃痛呕吐，胃部发炎，烦躁口臭，扁桃腺炎，心包原穴，取穴大陵，
头痛眩晕，目赤肿痛，失眠郁证，小儿惊风，口㖞胁痛，崩漏疝气。
小便不利，尿路感染，血压升高，内踝前痛，肝脏原穴，取穴太冲。
胃痛腹胀，消化不良，胃部痉挛，便秘痢疾，急胃肠炎，吐泻肠鸣。
急慢胃炎，发生呕吐，神经错乱，身重脚气，脾脏原穴，取穴太白。
牙齿疼痛，咽喉干痛，慢性喉炎，气喘消渴，月经不调，头晕咳血。
腰痛肾炎，耳聋耳鸣，小便频数，不寐遗精，肾脏原穴，取穴太溪。
心痛心悸，胸闷胁痛，惊悸失眠，心动过速，精神分裂，癫狂痫症。
胃痛呕吐，烦躁口臭，扁桃腺炎，腕周疾患，心经原穴，取穴神门。
颈项疼痛，腋下肿大，胸胁疼痛，呕吐嗳酸，胆囊原穴，取穴丘墟。
口眼歪斜，上齿痛疼，足背红肿，足痿癫痫，胃之原穴，取穴冲阳。
疟疾耳聋，风湿消渴，肩臂腕痛，腕关节炎，三焦原穴，取穴阳池。
头痛项强，腰腿疼痛，痫证发作，小儿惊风，膀胱原穴，取穴京骨。
头痛项痛，目赤肿痛，面肿喉痛，鼻衄鼻塞，齿痛耳聋，疟腮牙紧。
上肢疼痛，热病无汗，多汗腹痛，痢疾便秘，闭经滞产，小儿惊风。
口眼歪斜，面肌痉挛，三叉经痛，腮腺发炎，大肠原穴，取穴合谷。
头痛项强，指挛腕痛，热病无汗，黄疸发炎，小肠原穴，取穴腕骨。

087

三焦所行，谓之原气，脐下肾间，汇聚一气，气行运动，生命本源。
三焦气运，通畅胸腹，守护生命，十二经脉，运行根本，故名曰原。
三焦行令，原气别使，主通三气，走行之处，五脏六腑，游行其间。
谓之曰原，三焦尊号，止辄为原，五脏六腑，藏邪生病，皆取原穴。

六十七难

气味变化，阴阳交融

阴阳生道，天地应道，万物纲纪，变化父母，生杀根本，神明源泉。

治疾道术，变化多样，贵在求本，不外阴阳，阴阳悟道，以道定术。

清阳之气，积阳为天，浊阴之气，积阴为地，阳者燥动，阴者平静。

阳主生成，阴主生长，阳主肃杀，阴主收藏，阳运化气，阴聚成形。

天人相应，人体内气，清阳之气，上行出窍，浊阴之气，下行出走。

清阳之气，腠理发散，浊阴之气，入注五脏，清实四肢，归入六腑。

阴沉下窍，阳浮上窍，味厚归阳，蒸腾外溢，味薄属阴，沿肠下行。

厚味归阳，薄味属阴，味厚运化，化生为热，薄则通利，气薄下泄。

气味二性，辛甘发散，谓之曰阳，酸苦通泄，谓之曰阴，互生互变。

平人稳态，阴阳平衡，相生相融，彼此制约，惟妙惟肖，交融一处。

阴气偏盛，阳气减少，阳病发生，阳气偏盛，阴气减少，多生阴病。

五脏归阴，六腑属阳，阴阳相争，阴病行阳，阳病行阴，表里平衡。

六十八难

五输走行，蜿蜒河流

五脏六腑，输穴排列，若如河流，发源流行，皆有井荥，输经合穴。
输穴排序，源出为井，所流为荥，所注为输，所行为经，所入为合。
井穴居处，四肢末端，泉源发处，地下出泉，水流开始，脉气浅小。
十二经脉，十二井穴，肺经少商，大肠商阳，胃经厉兑，脾经隐白。
心经少冲，小肠少泽，膀胱至阴，肾经涌泉，心包中冲，三焦关冲。
胆足窍阴，肝经大敦，心下胀满，气滞不行，循经定穴，刺在井穴。
经气流行，若如浅水，迂回萦绕，所溜为荥，第二输穴，谓曰荥穴。
脉气渐大，犹如泉水，自成小流，荥穴分布，指趾掌跖，关节附近。
病变于色，荥主身热，太阴肺经，荥穴鱼际，主身发热，针刺驱热。
输穴居处，手或足部，所注为输，经脉流注，若如溪水，集注大流。
腧穴亦明，或曰输穴，经气输注，气行瘀塞，身重肢痛，刺在输穴。
所行为经，脉气行此，渠畅水通，迅疾而过，故名经穴，多居腕踝。
经主喘咳，人体头颅，精明之府，诸阳之会，百脉大宗，脑为髓海。
所入为合，脉气起源，四肢末端，走行至此，最为盛大，水流入海。
合穴居处，肘膝关节，经气深入，合于脏腑，逆气上行，泄刺合穴。

第六部分　论针法

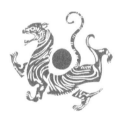

六十九难

八纲辨证，虚实有度

八纲辨证，阴阳表里，寒热虚实，相生相克，生克之间，惟求平衡。

生命呈象，虚者补益，实者泻下，不实不虚，以经取穴，通畅气运。

五行五脏，相生相克，母子相生，母子相怜，虚者补母，母强子壮。

五脏存实，实泻其子，当先补益，固本扶阳，强固之下，而后泻子。

不实不虚，以经取穴，正经除病，不中异邪，自取其经，以经定穴。

七十难

四时进针，迎合天地

天地之间，阴阳为基，万物呈象，千变万化，不离根基，相生相克。

白天为阳，黑夜为阴，化气为阳，积聚为阴，热为之阳，冷为之阴。

四时变幻，春季回暖，气温升高，阳气盛大，天人相应，人体应合。

春夏二季，阳气在上，人亦相应，春夏刺浅，故当浅取，循经定穴。

秋冬二季，气温下降，万物收藏，一派萧条，人法天地，阳气内敛。

秋冬二季，阳气在下，人气相应，秋冬刺深，故当深取，定经取穴。

春夏二季，天气回暖，阳气胜出，天地之间，阴阳生克，相拥相抱。

春夏进针，初下进针，必致一阴，沉至肝肾，得气引阴，以阴养阳。

秋冬二季，寒气肃降，阴气胜出，阳气萎靡，天地之间，一派萧条。

秋冬进针，初入进针，必致一阳，浅至心肺，得气推阳，以阳护阴。

七十一难

针刺营卫，守护健康

人体运行，营卫二气，守护生命，营气泽内，卫气守外，表里相应。

五谷摄入，脾胃运化，化生精华，润泽脏腑，营润周身，谓曰营气。

周身体表，缥缈卫气，若如甲胄，无形有性，抵御外邪，守护健康。

行针进刺，营气行内，卫气游外，疏通经道，审慎进针，趋利避害。

针刺在营，无伤卫气，针刺卫气，无伤营气，各有侧重，相得益彰。

针刺阳处，卧针而刺，针刺阴处，左手持针，按摄进针，荥输穴处。

辨气行运，气散之余，借机进针，刺营之处，无伤卫气，反之亦然。

七十二难

进针通经，贵在调气

凡欲针刺，悉知气运，迎随气令，调顺气行，调气之方，明辨阴阳。

迎随用针，荣卫气运，阴阳交变，知气流行，上下走行，循环往复。

十二经脉，十二时辰，一一相应，起始太阴，太阴肺经，终止肝经。

经脉蜿蜒，汇聚通畅，往来之向，随其逆顺，顺势取穴，借势用针。

顺势通畅，疏通经脉，逆向堵截，四两千金，巧妙用针，故曰迎随。

调气之方，贵明阴阳，内外表里，判知主次，应合阴阳，调和平衡。

七十三难

输穴补泻，母子相随

五输六输，谓有井穴，穴位留存，肌表肉间，气少不足，针刺有道。
诸井穴处，五行归木，五输荥穴，五行属火，五行之火，肝木之子。
以泻荥穴，当刺井穴，五行相生，肝木生火，木为之母，母弱子虚。
母子相怜，补泻之间，欲以补益，不可以泻，欲以泻法，不可以补。

七十四难

五输五脏，五运相随

五输之穴，春刺井穴，夏刺荥穴，季夏刺输，秋刺经穴，冬刺合穴。
春季风邪，入侵肌表，逼入脏腑，病邪在肝，肝应风木，春刺井穴。
夏季暑热，热邪盛大，入侵脏腑，惊扰神明，病邪在心，夏刺荥穴。
夏季雨多，湿气充斥，逼入身体，化生湿邪，病邪在脾，季夏刺输。
秋季干燥，机体缺水，呼吸干燥，肃降失序，病邪在肺，秋刺经穴。
冬季酷寒，寒气逼入，侵袭肌肤，触伤骨骼，病邪在肾，冬刺合穴。
五脏归属，五行相应，五色五味，各有嗜恶，一一相应，映象于外。
假令肝病，色青者肝，臊臭者肝，喜酸者肝，喜呼者肝，喜泣者肝。
类推他脏，其病众多，不可言尽，四时有数，病发四季，针妙秋毫。

七十五难

相生相克，五位一体

东方为实，西方为虚，泻在南方，补在北方，泻实补虚，求其平衡。

五行有金，木水火土，映照相平，东方之木，西方之金，二者相对。

五行相克，肺金克木，肝木克土，脾土克水，肾水克火，心火克金。

木欲求实，金当平之，火欲求实，水当平之，土欲求实，木当平之。

金欲求实，火当平之，水欲求实，土当平之，中心四角，相互牵制。

东方肝木，则知肝实，西方肺金，则知肺虚，泻南方火，补北方水。

南方之火，木可生火，肝木生火，北方之水，水可生木，肾水生木。

北水胜火，子强母实，母弱子虚，泻火补水，中间肺金，金复正位。

金居正位，不抑肝木，五脏之中，阴阳虚实，治虚补实，巧妙用法。

七十六难

补泄之法，阴阳平衡

阴阳交变，生命多彩，表象纵横，审慎辨象，呈象根基，在之阴阳。
阴阳呈象，阴见有形，阳现无形，气血阴阳，气为之阳，血为之阴。
气血同源，气运行令，助推血行，气为血帅，血丰化气，血为气母。
营卫二气，守护周身，营气泽内，源于精华，滋养脏腑，亦曰荣气。
卫气行外，无形有性，若如盔甲，营气归阴，卫气属阳，内外呼应。
补泄有道，当补之际，从卫取气，疏通经络，呼应脏腑，内外联动。
当泻之时，八纲辨证，寒热虚实，阴阳表里，从荣置气，泄盛补虚。
阳气不足，阴气有余，当先补阳，而后泻阴，升阳降阴，阴阳平衡。
气血辨证，内气不足，精血有余，当先补气，气统血行，气血平衡。
阴气不足，阳气有余，当先补阴，而后泻阳，滋补营气，疏通卫气。
阴血不足，气运有余，血不藉气，化生阴血，血气平衡，滋阴壮阳。

七十七难

用术有别，贵在辨证

上工行医，治在未病，中工行医，治之已病，各有侧重，各有所长。
谓曰未病，见肝生病，肝应青色，肝主在筋，开窍于目，肝胆表里。
肝脏为纲，望其肤色，听其陈述，问其起居，辨证脉象，洞察阴阳。
五脏推演，母子相生，五行相克，瞻前顾后，上下预判，预防为主。
肝脏归木，肝木克土，知肝生病，传于脾土，已有转移，堵截蔓延。
上工治病，阻断相克，避脾受累，先壮脾气，助推运化，化生精华。
五行之中，脾土克水，肾气自生，肾为肝母，自解肝危，曰治未病。
中工治病，见肝之病，五脏五行，不晓相传，不知相克，不明表里。
孤注一处，专心治肝，无有贯通，悟道用术，拘泥一斑，曰治已病。

七十八难

气运经行，重在调气

十二经脉，脏腑相应，经脉蔓延，穴位次第，经行忌堵，喜好通畅。
穴位居处，气行枢纽，承上启下，进针行刺，刺活穴位，通畅经脉。
针有补泻，自有其法，补泻之法，呼吸之间，内针出入，补泻用针。
知为针道，用针之际，善用左手，不知针道，用针之时，多用右手。
进针之时，先以左手，压按穴位，荥输之穴，弹压穴位，竭力弹压。
气运行令，如动脉状，气行通畅，沿经徐行，顺针而刺，通畅经脉。
得获气运，推而内刺，谓之曰补，动而伸延，谓之曰泻，补泄得当。
用针之际，男女有别，男外女内，不得气运，错误进针，针法大忌。

七十九难

迎夺用针，辨证生克

用针之道，迎而夺取，堵截内邪，随而相济，通畅下行，巧妙用针。
虚实呈象，若得若失，若有若无，万变之中，不离阴阳，把握主体。
迎而夺取，五行生克，母子相怜，欲去实象，泻在其子，异曲同工。
肝木生火，心火生土，脾土生金，肺金生水，肾水生木，母子相生。
随而相济，补益在母，母子相生，母强子壮，前后相随，心心相应。
假令心病，泻手心经，主刺输穴，迎而夺取，以泄其子，泄在脾经。
补手心经，补在其母，肝木应井，随而相济，木可生火，补在肝木。
实虚呈象，牢濡之意，气来实牢，谓之曰得，气运濡虚，谓之曰失。

八十难

经脉调气，应在左手

十二经脉，气运通道，气运之际，喜通讳堵，气来之际，外有呈象。
进针观气，有见气入，有见气出，气为血帅，血为气母，气血同源。
五脏心脏，主司血脉，左手寸口，气运大会，五脏之中，折射心脏。
左手之观，见气来至，乃内进针，左手察验，气运殆尽，徐徐出针。
聚焦左手，观气出入，或见气入，或见气出，出入之际，映象经脉。

八十一难

针法顺应，虚实呈象

虚虚实实，无以察辨，疾病发生，非寸口脉，谓病存变，自见虚实。

五行相克，肝木克土，脾土克水，肾水克火，心火克金，肺金克木。

假令病疾，肝实肺虚，肝脏为木，肺脏为金，知金平木，更当相平。

肝脏为实，补益肺金，和顺肺脏，肺金克木，高低相应，复归平和。

假令病疾，肺实肝虚，气运微若，针药施治，不补肝脏，反调肺脏。

五脏归阴，阴脏忌堵，肺脏实堵，调理气运，和顺肃降，增进顺应。

肺脏愈实，肺金无补，金难克木，背道而驰，上下殊差，反助病重。

肺实肝虚，损其不足，反恶有余，金木失衡，贻误病机，五脏失序。

附 录

一难

曰：十二经皆有动脉，独取寸口，以决五藏六府死生吉凶之法，何谓也？

然：寸口者，脉之大会，手太阴之脉动也。人一呼脉行三寸，一吸脉行三寸，呼吸定息，脉行六寸。人一日一夜，凡一万三千五百息，脉行五十度，周于身。漏水下百刻，营卫行阳二十五度，行阴亦二十五度，为一周也，故五十度复会于手太阴。寸口者，五藏六府之所终始，故法取于寸口也。

二难

曰：脉有尺寸，何谓也？

然：尺寸者，脉之大要会也。从关至尺是尺内，阴之所治也；从关至鱼际是寸内，阳之所治也。故分寸为尺，分尺为寸。故阴得尺内一寸，阳得寸内九分。尺寸终始，一寸九分，故曰尺寸也。

三难

曰：脉有太过，有不及，有阴阳相乘，有覆有溢，有关有格，何谓也？

然：关之前者，阳之动也，脉当见九分而浮。过者，法曰太过；减者，法曰不及。遂上鱼为溢，为外关内格，此阴乘之脉也。关之后者，阴之动也，脉当见一寸而沉。过者，法曰太过；减者，法曰不及。遂入尺为覆，为内关外格，此阳乘之脉也。故曰覆溢，是其真藏之脉，人不病而死也。

四难

曰：脉有阴阳之法，何谓也？

然：呼出心与肺，吸入肾与肝，呼吸之间，脾也其脉在中。浮者阳也，沉者阴也，故曰阴阳也。

心肺俱浮，何以别之？

然：浮而大散者心也，浮而短涩者肺也。

肾肝俱沉，何以别之？

然：牢而长者肝也，按之濡，举指来实者肾也。脾者中州，故其脉在中。是阴阳之法也。脉有一阴一阳，一阴二阳，一阴三阳；有一阳一阴，一阳二阴，一阳三阴。

如此之言，寸口有六脉俱动邪？

然：此言者，非有六脉俱动也，谓浮、沉、长、短、滑、涩也。浮者阳也，滑者阳也，长者阳也；沉者阴也，短者阴也，涩者阴也。所谓一阴一阳者，谓脉来沉而滑也，一阴二阳者，谓脉来沉滑而长也，一阴三阳者，谓脉来浮滑而长，时一沉也；所谓一阳一阴者，谓脉来浮而涩也，一阳二阴者，谓脉来长而沉涩也，一阳三阴者，谓脉来沉涩而短，时一浮也。各以其经所在，名病顺逆也。

五难

曰：脉有轻重，何谓也？

然：初持脉，如三菽之重，与皮毛相得者，肺部也。如六菽之重，与血脉相得者，心部也。如九菽之重，与肌肉相得者，脾部也。如十二菽之重，与筋平者，肝部也。按之至骨，举指来疾者，肾部也。故曰轻重也。

六难

曰：脉有阴盛阳虚，阳盛阴虚，何谓也？

然：浮之损小，沉之实大，故曰阴盛阳虚。沉之损小，浮之实大，故曰阳盛阴虚。是阴阳虚实之意也。

七难

曰：经言少阳之至，乍大乍小，乍短乍长；阳明之至，浮大而短；太阳之至，洪大而长；少阴之至，紧大而长；太阴之至，紧细而长；厥阴之至，沉短而紧。此六者，是平脉耶？将病脉耶？

然：皆王脉也。

其气以何月，各王几日？

然：冬至之后，初得甲子少阳王，复得甲子阳明王，复得甲子太阳王，复得甲子少阴王，复得甲子太阴王，复得甲子厥阴王。王各六十日，

107

六六三百六十日，以成一岁。此三阳三阴之王时日大要也。

八难

曰：寸口脉平而死者，何谓也？

然：诸十二经脉者，皆系于生气之原。所谓生气之原者，谓十二经之根本也，谓肾间动气也。此五藏六府之本，十二经脉之根，呼吸之门，三焦之原。一名守邪之神。故气者，人之根本也，根绝则茎叶枯矣。寸口脉平而死者，生气独绝于内也。

九难

曰：何以别知藏府之病耶？

然：数者府也，迟者藏也。数则为热，迟则为寒。诸阳为热，诸阴为寒。故以别知藏府之病也。

十难

曰：一脉为十变者，何谓也？

然：五邪刚柔相逢之意也。假令心脉急甚者，肝邪干心也；心脉微急者，胆邪干小肠也；心脉大甚者，心邪自干心也；心脉微大者，小肠邪自干小肠也；心脉缓甚者，脾邪干心也；心脉微缓者，胃邪于小肠也；心脉涩甚者，肺邪干心也；心脉微涩者，大肠邪干小肠也；心脉沉甚者，肾邪干心也；心脉微沉者，膀胱邪干小肠也。五藏各有刚柔邪，故令一脉辄变为十也。

十一难

曰：经言脉不满五十动而一止，一藏无气者，何藏也？

然：人吸者随阴入，呼者因阳出。今吸不能至肾，至肝而还，故知一藏无气者，肾气先尽也。

十二难

曰：经言五藏脉已绝于内，用针者反实其外；五藏脉已绝于外，用针者反实其内。内外之绝，何以别之？

然：五藏脉已绝于内者，肾肝气已绝于内也，而医反补其心肺；五藏脉已绝于外者，心肺气已绝于外也，而医反补其肾肝。阳绝补阴，阴绝补阳，是谓实实虚虚，损不足而益有余。如此死者，医杀之耳。

十三难

曰：经言见其色而不得其脉，反得相胜之脉者即死，得相生之脉者，病即自己。色之与脉当参相应，为之奈何？

然：五藏有五色，皆见于面，亦当与寸口、尺内相应。假令色青，其脉当弦而急；色赤，其脉浮大而散；色黄，其脉中缓而大；色白，其脉浮涩而短；色黑，其脉沉濡而滑。此所谓五色之与脉，当参相应也。脉数，尺之皮肤亦数；脉急，尺之皮肤亦急；脉缓，尺之皮肤亦缓；脉涩，尺之皮肤亦涩；脉滑，尺之皮肤亦滑。五藏各有声、色、臭、味，当与寸口、尺内相应，其不应者病也。假令色青，其脉浮涩而短，若大而缓为相胜；浮大而散，若小而滑为相生也。经言知一为下工，知二为中工，知三为上工。上工者十全九，中工者十全七，下工者十全六。此之谓也。

十四难

曰：脉有损至，何谓也？

然：至之脉，一呼再至曰平，三至曰离经，四至曰夺精，五至曰死，六至曰命绝。此至之脉也。何谓损？一呼一至曰离经，再呼一至曰夺精，三呼一至曰死，四呼一至曰命绝。此损之脉也。至脉从下上，损脉从上下也。

损脉之为病奈何？

然：一损损于皮毛，皮聚而毛落；二损损于血脉，血脉虚少，不能荣于五藏六府；三损损于肌肉，肌肉消瘦，饮食不能为肌肤；四损损于筋，筋缓不能自收持；五损损于骨，骨痿不能起于床。反此者，至脉之病也。从上下者，骨痿不能起于床者死；从下上者，皮聚而毛落者死。

治损之法奈何？

然：损其肺者，益其气；损其心者，调其荣卫；损其脾者，调其饮食，适其寒温；损其肝者，缓其中；损其肾者，益其精，此治损之法也。

脉有一呼再至，一吸再至；有一呼三至，一吸三至；有一呼四至，一吸四至；有一呼五至，一吸五至；一呼六至，一吸六至；有一呼一至，一吸一至；有再呼一至，再吸一至；有呼吸再至。

脉来如此，何以别知其病也？

然：脉来一呼再至，一吸再至，不大不小曰平，一呼三至，一吸三至，为适得其病。前大后小，即头痛、目眩，前小后大，即胸满、短气。

一呼四至，一吸四至，病欲甚，脉洪大者，苦烦满，沉细者，腹中痛，滑者，伤热，涩者，中雾露。

一呼五至，一吸五至，其人当困，沉细夜加，浮大昼加，不大不小，虽困可治，其有大小者，为难治。

一呼六至，一吸六至，为死脉也，沉细夜死，浮大昼死。

一呼一至，一吸一至，名曰损，人虽能行，犹当着床，所以然者，血气皆不足故也。

再呼一至，再吸一至，（呼吸再至）名曰无魂，无魂者当死也，人虽能行，名曰行尸。

上部有脉，下部无脉，其人当吐，不吐者死。上部无脉，下部有脉，虽困无能为害。所以然者，人之有尺，譬如树之有根，枝叶虽枯槁，根本将自生。脉有根本，人有元气，故知不死。

十五难

曰：经言春脉弦，夏脉钩，秋脉毛，冬脉石。是王脉耶？将病脉也？

然：弦、钩、毛、石者，四时之脉也。

春脉弦者，肝东方木也，万物始生，未有枝叶，故其脉之来，濡弱而长，故曰弦。

夏脉钩者，心南方火也，万物之所茂，垂枝布叶，皆下曲如钩，故其脉之来疾去迟，故曰钩。

秋脉毛者，肺西方金也，万物之所终，草木华叶，皆秋而落，其枝独在，若毫毛也。故其脉之来，轻虚以浮，故曰毛。

冬脉石者，肾北方水也，万物之所藏也，盛冬之时，水凝如石，故其脉之来，沉濡而滑，故曰石。此四时之脉也。

如有变奈何？

然：春脉弦，反者为病。

何谓反？

然：其气来实强，是谓太过，病在外；气来虚微，是谓不及，病在内。气来厌厌聂聂，如循榆叶曰平；益实而滑，如循长竿曰病；急而劲益强，如新张弓弦曰死。春脉微弦曰平；弦多胃气少曰病；但弦无胃气曰死，春以胃气为本。夏脉钩，反者为病。

何谓反？

然：其气来实强，是谓太过，病在外；气来虚微，是谓不及，病在内。其脉来累累如环，如循琅玕曰平；来而益数，如鸡举足者曰病；前曲后居，如操带钩曰死。夏脉微钩曰平，钩多胃气少曰病，但钩无胃气曰死。夏以胃气为本。秋脉毛，反者为病。

何谓反？

然：其气来实强，是谓太过，病在外；气来虚微，是谓不及，病在内。其脉来蔼蔼如车盖，按之益大曰平；不上不下，如循鸡羽曰病；按之萧索，如风吹毛曰死。秋脉微毛曰平，毛多胃气少曰病，但毛无胃气，曰死。秋以胃气为本。冬脉石，反者为病。

何谓反？

然：其气来实强，是谓太过，病在外；气来虚微，是谓不及，病在内。脉来上大下兑，濡滑如雀之喙曰平；啄啄连属，其中微曲曰病；来如解索，去如弹石曰死。冬脉微石曰平，石多胃气少曰病；但石无胃气曰死。冬以胃气为本。胃者，水谷之海，主禀。四时皆以胃气为本，是谓四时之变病，死生之要会也。脾者，中州也，其平和不可得见，衰乃见耳。来如雀之啄，如水之下漏，是脾衰之见也。

十六难

曰：脉有三部九候，有阴阳，有轻重，有六十首，一脉变为四时，离圣久远，各自是其法，何以别之？

然：是其病，有内外证。

其病为之奈何？

然：假令得肝脉，其外证：善洁，面青，善怒；其内证：脐左有动气，按之牢若痛；其病：四肢满，闭淋（癃），溲便难，转筋。有是者肝也，无是者非也。

假令得心脉，其外证：面赤，口干，喜笑；其内证：脐上有动气，按之牢若痛；其病：烦心、心痛，掌中热而畹。有是者心也，无是者非也。

假令得脾脉，其外证：面黄，善噫，善思，善味；其内证：当脐有动气，按之牢若痛；其病：腹胀满，食不消，体重节痛，怠惰嗜卧，四肢不收。有是者脾也，无是者非也。

假令得肺脉，其外证：面白，善嚏，悲愁不乐，欲哭；其内证：脐右有动气，按之牢若痛；其病：喘咳，洒淅寒热。有是者肺也，无是者非也。

假令得肾脉，其外证：面黑，善恐欠；其内证：脐下有动气，按之牢若痛；其病：逆气，小腹急痛，泄如下重，足胫寒而逆。有是者肾也，无是者非也。

十七难

曰：经言病或有死，或有不治自愈，或连年月不已，其死生存亡，可切脉而知之耶？

然：可尽知也。

诊病若闭目不欲见人者，脉当得肝脉强急而长，反得肺脉浮短而涩者，死也。

病若开目而渴，心下牢者，脉当得紧实而数，而反得沉涩而微者，死也。

病若吐血，复衄衊血者，脉当沉细，而反浮大而牢者，死也。

病若谵言妄语，身当有热，脉当洪大，而反手足厥逆，脉沉细而微者，死也。

病若大腹而泄者，脉当微细而涩；反紧大而滑者，死也。

十八难

曰：脉有三部，部有四经，手有太阴、阳明，足有太阳、少阴，为上下部，何谓也？

然：手太阴、阳明金也，足少阴、太阳水也，金生水，水流下行而不能上，故在下部也。

足厥阴、少阳木也，生手太阳、少阴火，火炎上行而不能下，故为上部。

手心主、少阳火，生足太阴、阳明土，土主中宫，故在中部也。

此皆五行子母更相生养者也。

脉有三部九候，各何主之？

然：三部者，寸、关、尺也。九候者，浮、中、沉也。

上部法天，主胸上至头之有疾也；中部法人，主膈以下至脐之有疾也；下部法地，主脐以下至足之有疾也。审而刺之者也。

人病有沉滞久积聚，可切脉而知之耶？

然：诊病在右胁有积气，得肺脉，结脉，结甚则积甚，结微则气微。

诊不得肺脉，而右胁有积气者，何也？

然：肺脉虽不见，右手脉当沉伏。

其外痼疾同法耶？将异也？

然：结者，脉来去时一止，无常数，名曰结也。伏者，脉行筋下也。浮者，脉在肉上行也。左右表里，法皆如此。假令脉结伏者，内无积聚，脉浮结者，外无痼疾；有积聚脉不结伏，有痼疾脉不浮结。为脉不应病，病不应脉，是为死病也。

十九难

曰：经言脉有逆顺，男女有恒（常）。而反者，何谓也？

然：男子生于寅，寅为木，阳也。女子生于申，申为金，阴也。故男脉在关上，女脉在关下。是以男子尺脉恒弱，女子尺脉恒盛，是其常也。反者，男得女脉，女得男脉也。

其为病何如？

然：男得女脉为不足，病在内；左得之，病在左，右得之，病在右：随脉言之也。女得男脉为太过，病在四肢；左得之，病在左，右得之，病在右：随脉言之。此之谓也。

二十难

曰：经言脉有伏匿。伏匿于何藏而言伏匿耶？

然：谓阴阳更相乘更相伏也。脉居阴部而反阳脉见者，为阳乘阴也，虽阳脉时沉涩而短，此谓阳中伏阴也；脉居阳部而反阴脉见者，为阴乘阳也，虽阳脉时浮滑而长，此谓阴中伏阳也。重阳者狂，重阴者癫。脱阳者，见鬼；脱阴者，目盲。

二十一难

曰：经言人形病，脉不病，曰生；脉病，形不病，曰死。

何谓也？

然：人形病，脉不病，非有不病者也，谓息数不应脉数也。此大法。

二十二难

曰：经言脉有是动，有所生病。一脉（辄）变为二病者，何也？

然：经言是动者，气也；所生病者，血也。邪在气，气为是动；邪在血，血为所生病。气主呴之，血主濡之。气留而不行者，为气先病也；血壅而不濡者，为血后病也。故先为是动，后所生（病）也。

二十三难

曰：手足三阴三阳，脉之度数，可晓以不？

然：手三阳之脉，从手至头，长五尺，五六合三丈。手三阴之脉，从手至胸中，长三尺五寸，三六一丈八尺，五六三尺，合二丈一尺。足三阳之脉，从足至头，长八尺，六八四丈八尺。足三阴之脉，从足至胸，长六尺五寸，六六三丈六尺，五六三尺，合三丈九尺。人两足跷脉，从足至目，长七尺五寸，二七一丈四尺，二五一尺，合一丈五尺。督脉、任脉，各长四尺五寸，二四八尺，二五一尺，合九尺。凡脉长一十六丈二尺，此所谓经脉长短之数也。

经脉十二，络脉十五，何始何穷也？

然：经脉者，行血气，通阴阳，以荣于身者也。其始从中焦，注手太阴、阳明；阳明注足阳明、太阴；太阴注手少阴、太阳；太阳注足太阳、少阴；少阴注手心主、少阳；少阳注足少阳、厥阴；厥阴复还注手太阴。别络十五，皆因其原，如环无端，转相灌溉，朝于寸口、人迎，以处百病，而决死生也。

经云：明知始终，阴阳定矣。何谓也？

然：终始者，脉之纪也。寸口、人迎，阴阳之气通于朝使，如环无端，故曰始也。终者，三阴三阳之脉绝，绝则死。死各有形，故曰终也。

二十四难

曰：手足三阴三阳气已绝，何以为候？可知其吉凶不？

然：足少阴气绝，则骨枯。少阴者，冬脉也，伏行而濡于骨髓。故骨髓不濡，即肉不着骨；骨肉不相亲，即肉濡而却；肉濡而却，故齿长而枯，发无润泽；无润泽者，骨先死。戊日笃，己日死。

足太阴气绝，则脉不营其口唇。口唇者，肌肉之本也。脉不营，则肌肉不滑泽；肌肉不滑泽，则人中满；人中满，则唇反；唇反，则肉先死。甲日笃，乙日死。

足厥阴气绝，即筋缩引卵与舌卷。厥阴者，肝脉也。肝者，筋之合也。筋者，聚于阴器而络于舌本，故脉不营，则筋缩急；即引卵与舌；故舌卷卵缩，此筋先死。庚日笃，辛日死。

手太阴气绝，即皮毛焦。太阴者，肺也，行气温于皮毛者也。气弗营，则皮毛焦；皮毛焦，则津液去；津液去，则皮节伤；皮节伤，则皮枯毛折；毛折者，则毛先死。丙日笃，丁日死。

手少阴气绝，则脉不通；脉不通，则血不流；血不流，则色泽去，故面色黑如黧，此血先死，壬日笃，癸日死。

三阴气俱绝者，则目眩转、目瞑，目瞑者，为失志；失志者，则志先死。死，即（则）目瞑也。

六阳气俱绝者，则阴与阳相离，阴阳相离，则腠理泄，绝汗乃出，大如贯珠，转出不流，即气先死。旦占夕死，夕占旦死。

二十五难

曰：有十二经，五藏六府十一耳，其一经者，何等经也？

然：一经者，手少阴与心主别脉也。心主与三焦为表里，俱有名而无形，故言经有十二也。

二十六难

曰：经有十二，络有十五，余三络者，是何等络也？

然：有阳络，有阴络，有脾之大络。阳络者，阳跷之络也。阴络者，阴跷之络也。故络有十五焉。

二十七难

曰：脉有奇经八脉者，不拘于十二经，何也？

然：有阳维，有阴维，有阳跷，有阴跷，有冲，有督，有任，有带之脉。凡此八脉者，皆不拘于经，故曰奇经八脉也。

经有十二，络有十五，凡二十七，气相随上下，何独不拘于经也？

然：圣人图设沟渠，通利水道，以备不虞。天雨降下，沟渠溢满，当此之时，留需妄行，圣人不能复图也。此络脉满溢，诸经不能复拘也。

二十八难

曰：其奇经八脉者，既不拘于十二经，皆何起何继也？

然：督脉者，起于下极之俞，并于脊里，上至风府，入属于脑。

任脉者，起于中极之下，以上毛际，循腹里，上关元，至咽喉。

冲脉者，起于气冲，并足阳明之经，夹脐上行，至胸中而散也。

带脉者，起于季胁，回身一周。阳跷脉者，起于跟中，循外踝上行，入风池。

阴跷脉者，亦起于跟中，循内踝上行，至咽喉，交贯冲脉。

阳维、阴维者，维络于身，溢蓄，不能环流灌溉诸经者也，故阳维起于诸阳会也，阴维起于诸阴交也。

比于圣人图设沟渠，沟渠满溢，流于深湖，故圣人不能拘通也。而人脉隆盛，入于八脉，而不还周，故十二经亦有不能拘之。其受邪气，畜则肿热，砭射之也。

二十九难

曰：奇经之为病，何如？

然：阳维维于阳，阴维维于阴，阴阳不能自相维，则怅然失志，溶溶不能自收持。

阳维为病苦寒热，阴维为病苦心痛。

阴跷为病，阳缓而阴急，阳跷为病，阴缓而阳急。

冲之为病，逆气而里急。

督之为病，脊强而厥。

任之为病，其内苦结，男子为七疝，妇子为瘕聚。带之为病，腹满，腰溶溶若坐水中。此奇经八脉之为病也。

三十难

曰：营气之行，常与卫气相随不？

然：经言人受气于谷。谷入于胃，乃传于五藏六府，五藏六府皆受于气。其清者为营，浊者为卫，荣行脉中，卫行脉外，营周不息，五十而复大会。阴阳相贯，如环之无端，故知营卫相随也。

三十一难

曰；三焦者，何禀何生？何始何终？其治常在何许？可晓以不？

然：三焦者，水谷之道路，气之所终始也。

上焦者，在心下，下膈，在胃上口，主内而不出。其治在膻中，玉堂下一寸六分，直两乳间陷者是。

中焦者，在胃中脘，不上不下，主腐熟水谷。其治在脐傍。

下焦者，当膀胱上口，主分别清浊，主出而不内，以传导也。其治在脐下一寸。故名曰三焦，其府在气街。

三十二难

曰；五藏俱等，而心肺独在膈上者，何也？

然：心者血，肺者气。血为荣，气为卫，相随上下，谓之荣卫。通行经络，营周于外，故令心肺独在膈上也。

三十三难

曰：肝青象木，肺白象金。肝得水而沉，木得水而浮；肺得水而浮，金得水而沉。其意何也？

然：肝者，非为纯木也，乙角也，庚之柔。大言阴与阳，小言夫与妇。释其微阳，而吸其微阴之气，其意乐金，又行阴道多，故令肝得水而沉也。肺者，非为纯金也，辛商也，丙之柔。大言阴与阳，小言夫与妇。释其微阴，婚而就火，其意乐火，又行阳道多，故令肺得水而浮也。肺熟而复沉，肝熟而复浮者，何也？故知辛当归庚，乙当归甲也。

三十四难

曰：五藏各有声、色、臭、味、液，皆可晓知以不？

然：《十变》言：肝色青，其臭臊，其味酸，其声呼，其液泣；心色赤，其臭焦，其味苦，其声言，其液汗；脾色黄，其臭香，其味甘，其声歌，其液涎；肺色白，其臭腥，其味辛，其声哭，其液涕；肾色黑，其臭腐，其味咸，其声呻，其液唾。是五藏声、色、臭、味、液也。

五藏有七神，各何所藏耶？

然：藏者，人之神气所舍藏也。故肝藏魂，肺藏魄，心藏神，脾藏意与智，肾藏精与志也。

三十五难

曰：五藏各有所府皆相近，而心、肺独去大肠、小肠远者，何（谓）也？

然：经言心营、肺卫，通行阳气，故居在上；大肠、小肠，传阴气而下，故居在下。所以相去而远也。又诸府皆阳也，清净之处。

今大肠、小肠、胃与膀胱，皆受不净，其意何也？

然：诸府者，谓是非也。经言：小肠者，受盛之府也；大肠者，传泻行道之府也；胆者，清净之府也；胃者，水谷之府也；膀胱者，津液之府也。一府犹无两名，故知非也。小肠者，心之府；大肠者，肺之府；胆者，肝之府；胃者，脾之府；膀胱者，肾之府。小肠谓赤肠，大肠谓白肠，胆者谓青肠，胃者谓黄肠，膀胱者谓黑肠。下焦之所治也。

三十六难

曰：藏各有一耳，肾独有两者，何也？

然：肾两者，非皆肾也。其左者为肾，右者为命门。命门者，诸神精之所舍，原气之所系也；男子以藏精，女子以系胞。故知肾有一也。

三十七难

曰：五藏之气，于何发起，通于何许，可晓以不？

然：五藏者，常内阅于上七窍也。故肺气通于鼻，鼻和则知香臭矣；肝气通于目，目和则知黑白矣；脾气通于口，口和则知谷味矣；心气通于舌，舌和则知五味矣；肾气通于耳，耳和则知五音矣。五藏不和，则七窍不通；六府不和，则留结为痈。

邪在六府，则阳脉不和，阳脉不和，则气留之；气留之，则阳脉盛矣。

邪在五府，则阴脉不和，阴脉不和，则血留之；血留之，则阴脉盛矣。阴气太盛，则阳气不得相营也，故曰格。阳气太盛，则阴气不得相营也，故曰关，阴阳俱盛，不得相营也，故曰关格。关格者，不得尽其命而死矣。

经言气独行于五藏，不营于六府者，何也？

然：夫气之所行也，如水之流，不得息也。故阴脉营于五藏，阳脉营于六府，如环无端，莫知其纪，终而复始，其不覆溢，人气内温于藏府，外濡于凑理。

三十八难

曰：藏唯有五，府独有六者，何也？

然：所以府有六者，谓三焦也。有原气之别焉，主持诸气，有名而无形，其（经）属手少阳。此外府也，故言府有六焉。

三十九难

曰：经言府有五，藏有六者，何也？

然：六府者，正有五府也。五藏亦有六藏者，谓肾有两藏也。其左为肾，右为命门。命门者，谓精神之所舍也；男子以藏精，女子以系胞，其气与肾通，故言藏有六也。

府有五者，何也？

然：五藏各一府，三焦亦是一府，然不属于五藏，故言府有五焉。

四十难

曰：经言，肝主色，心主臭，脾主味，肺主声，肾主液。鼻者，肺之候，而反知香臭；耳者，肾之候，而反闻声，其意何也？

然：肺者，西方金也，金生于巳，巳者南方火，火者心，心主臭，故令鼻知香臭；肾者，北方水也，水生于申，申者西方金，金者肺，肺主声，故令耳闻声。

四十一难

曰：肝独有两叶，以何应也？

然：肝者，东方木也，木者，春也。万物始生，其尚幼小，意无所亲，去太阴尚近，离太阳不远，犹有两心，故有两叶，亦应木叶也。

四十二难

曰：人肠胃长短，受水谷多少，各几何？

然：胃大一尺五寸，径五寸，长二尺六寸，横屈，受水谷三斗五升，其中常留谷二斗，水一斗五升。小肠大二寸半，径八分、分之少半，长三丈二尺，受谷二斗四升，水六升三合、合之大半。回肠大四寸，径一寸半，长二丈一尺，受谷一斗，水七升半。广肠大八寸，径二寸半，长二尺八寸，受谷九升三合、八分合之一。故肠胃凡长五丈八尺四寸，合受水谷八斗七升六合、八分合之一。此肠胃长短，受水谷之数也。肝重四斤四两，左三叶，右四叶，凡七叶，主藏魂。心重十二两，中有七孔三毛，盛精汁三合，主藏神。脾重二斤三两，扁广三寸，长五寸，有散膏半斤，主裹血，温五藏，主藏意。肺重三斤三两，六叶两耳，凡八叶，主藏魄。肾有两枚，重一斤一两，主藏志。胆在肝之短叶间，重三两三铢，盛精汁三合，胃重二斤一（二）两，纡曲屈伸，长二尺六寸，大一尺五寸，径五寸，盛谷二斗，水一斗五升。小肠重二斤十四两，长三丈二尺，广二寸半，径八分、分之少半，左回叠积十六曲，盛谷二斗四升，水六升三合、合之大半。大肠重二斤十二两，长二丈一尺，广四寸，径一寸，当脐右回十六曲，盛谷一斗，水七升半。膀胱重九两二铢，纵广九寸，盛溺九升九合。口广二寸半，唇至齿长九分，齿以后至会厌，深三寸半，大容五合。舌重十两，长七寸，广二寸半。咽门重（十）十二两，广二寸半，至胃长一尺六寸。喉咙重十二两，广二寸，长一尺二寸，九节。肛门重十二两，大八寸，径二寸大半，长二尺八寸，受谷九升三合、八分合之一。

四十三难

曰：人不食饮，七日而死者，何也？

然：人胃中当留谷二斗，水一斗五升。故平人日再至圊，一行二升半，一日中五升，七日五七三斗五升，而水谷尽矣。故平人不食饮七日而死者，水谷津液俱尽，即死矣。

四十四难

曰：七冲门何在？

然：唇为飞门，齿为户门，会厌为吸门，胃为贲门，太仓下口为幽门，大肠小肠会为阑门，下极为魄门，故曰七冲门也。

四十五难

曰：经言八会者，何也？

然：府会太仓，藏会季胁，筋会阳陵泉，髓会绝骨，血会鬲俞，骨会大抒，脉会太渊，气会三焦外，一筋直两乳内也。热病在内者，取其会之气穴也。

四十六难

曰：老人卧而不寐，少壮寐而不寤者，何也？

然：经言少壮者，血气盛，肌肉滑，气道通，营卫之行不失于常，故昼日精，夜不寤也。老人血气衰，肌肉不滑，营卫之道涩，故昼日不能精，夜不得寐也。故知老人不得寐也。

四十七难

曰：人面独能耐寒者，何也？

然：人头者、诸阳之会也。诸阴脉皆至颈、胸中而还，独诸阳脉皆上至头耳，故令面耐寒也。

四十八难

曰：人有三虚三实，何谓也？

然：有脉之虚实，有病之虚实，有诊之虚实也。脉之虚实者，濡者为虚，牢者为实；病之虚实者，出者为虚，入者为实；言者为虚，不言者为实；缓者为虚，急者为实。诊之虚实者，痒者为虚，痛者为实；外痛内快，为外实内虚；内痛外快，为内实外虚，故曰虚实也。

四十九难

曰：有正经自病，有五邪所伤，何以别之？

然：经言忧愁思虑则伤心；形寒饮冷则伤肺；恚怒气逆，上而不下则伤肝；饮食劳倦则伤脾；久坐湿地，强力入水则伤肾。是正经之自病也。

何谓五邪？

然：有中风，有伤暑，有饮食劳倦，有伤寒，有中湿。此之谓五邪。

假令心病，何以知中风得之？

然：其色当赤。何以言之？肝主色，自入为青，入心为赤，入脾为黄，入肺为白，入肾为黑。肝为心邪，故知当赤色。其病身热，胁下满痛，其脉浮大而弦。

何以知伤暑得之？

然：当恶焦臭。何以言之？心主臭，自入为焦臭，入脾为香臭，入肝为臊臭，入肾为腐臭，入肺为腥臭。故知心病伤暑得之，当恶焦臭。其病身热而烦，心痛，其脉浮大而散。

何以知饮食劳倦得之？

然：当喜苦味也。何以言之？脾主味，入肝为酸，入心为苦，入肺为辛，入肾为咸，自入为甘。故知脾邪入心，为喜苦味也。其病身热而体重，嗜卧，四肢不收，其脉浮大而缓。

何以知伤寒得之？

然：当谵言妄语。何以言之？肺主声，入肝为呼，入心为言，入脾为歌，入肾为呻，自入为哭。故知肺邪入心，为谵言妄语也。其病身热，洒洒恶寒，甚则喘咳，其脉浮大而涩。

何以知中湿得之？

然：当喜汗出不可止。何以言之？肾主液，入肝为泣，入心为汗，入脾为涎，入肺为涕，自入为唾。故知肾邪入心，为汗出不可止也。其病身热，而小腹痛，足胫寒而逆，其脉沉濡而大。此五邪之法也。

五十难

曰：病有虚邪，有实邪，有贼邪，有微邪，有正邪，何以别之？

然：从后来者为虚邪，从前来者为实邪，从所不胜来者为贼邪，从所胜来者为微邪，自病者为正邪。何以言之？假令心病，中风得之为虚邪，伤暑得之为正邪，饮食劳倦得之为实邪，伤寒得之为微邪，中湿得之为贼邪。

五十一难

曰：病有欲得温者，有欲得寒者，有欲得见人者，有不欲得见人者，而各不同，病在何藏府也？

然：病欲得寒，而欲见人者，病在府也；病欲得温，而不欲见人者，病在藏也。何以言之？府者阳也，阳病欲得寒，又欲见人；藏者，阴也，阴病欲得温，又欲闭户独处，恶闻人声。故以别知藏府之病也。

五十二难

曰：藏府发病，根本等不？

然：不等也。其不等奈何？然：藏病者，止而不移，其病不离其处；府病者，仿佛贲响，上下行流，居处无常。故以此知藏府根本不同也。

五十三难

曰：经言七传者死，间藏者生，何谓也？

然：七传者，传其所胜也。间藏者，传其子也。何以言之？假令心病传肺，肺传肝，肝传脾，脾传肾，肾传心，一藏不再伤，故言七传者死也。间藏者，传其所生也。假令心病传脾，脾传肺，肺传肾，肾传肝，肝传心，是母子相传，竟而复始，如环无端，故曰生也。

五十四难

曰：藏病难治，府病易治，何谓也？

然：藏病所以难治者，传其所胜也；府病易治者，传其子也。与七传、间传同法也。

五十五难

曰：病有积、有聚，何以别之？

然：积者，阴气也；聚者，阳气也。故阴沉而伏，阳浮而动。气之所积，名曰积；气之所聚，名曰聚。故积者，五藏所生；聚者，六府所成也。积者，阴气也，其始发有常处，其痛不离其部，上下有所终始，左右有所穷处；聚者，阳气也，其始发无根本，上下无所留止，其痛无常处谓之聚。故以是别知积聚也。

五十六难

曰：五藏之积，各有名乎？以何月、何日得之？

然：肝之积，名曰肥气，在左胁下，如覆杯，有头足。久不愈，令人发咳逆，疟，连岁不已。以季夏戊己日得之。何以言之？肺病传于肝，肝当传脾，脾季夏适王，王者不受邪，肝复欲还肺，肺不肯受，故留结为积。故知肥气以季夏戊己日得之，心之积，名曰伏梁，起脐上，大如臂，上至心下。久不愈，令人病烦心。以秋庚辛日得之。何以言之？肾病传心，心当传肺，肺以秋适王，王者不受邪，心复欲还肾，肾不肯受，故留结为积。故知伏梁以秋庚辛日得之。脾之积，名曰痞气，在胃脘，覆大如盘。久不愈，令人四肢不收，发黄疸，饮食不为肌肤。以冬壬癸日得之。何以言之？肝病传脾，脾当传肾，肾以冬适王，王者不受邪，脾复欲还肝，肝不肯受，故留结为积。故知痞气以冬壬癸日得之。肺之积，名曰息贲，在右胁下，覆大如杯。久不已，令人洒淅寒热，喘咳，发肺壅。以春甲乙日得之。何以言之？心病传肺，肺当传肝，肝以春适王，王者不受邪，肺复欲还心，心不肯受，故留结为积。故知息贲以春甲乙日得之。肾之积，名曰贲豚，发于少腹，上至心下，若豚状，或上或下无时。久不已，令人喘逆，骨痿少气。以夏丙丁日得之。何以言之？脾病传肾，肾当传心，心以夏适王，王者不受邪，肾复欲还脾，脾不肯受，故留结为积。故知贲豚以夏丙丁日得之。此五积之要法也。

五十七难

曰：泄凡有几？皆有名不？

然：泄凡有五，其名不同。有胃泄，有脾泄，有大肠泄，有小肠泄，有大瘕泄，名曰后重。胃泄者，饮食不化，色黄。脾泄者，腹胀满，泄注，食即呕吐逆。大肠泄者，食已窘迫，大便色白，肠鸣切痛。小肠泄者，溲而便脓血，少腹痛。大瘕泄者，里急后重，数至圊而不能便，茎中痛。此五泄之要法也。

五十八难

曰：伤寒有几？其脉有变不？

然：伤寒有五，有中风，有伤寒，有湿温，有热病，有温病，其所苦各不同。

中风之脉，阳浮而滑，阴濡而弱；湿温之脉，阳濡而弱，阴小而急；伤寒之脉，阴阳俱盛而紧涩；热病之脉，阴阳俱浮，浮之而滑，沉之散涩；温病之脉，行在诸经，不知何经之动也，各随其经所在而取之。

伤寒有汗出而愈，下之而死者；有汗出而死，下之而愈者，何也？

然：阳虚阴盛，汗出而愈，下之即死；阳盛阴虚，汗出而死，下之而愈。

寒热之病，候之如何也？

然：皮寒热者，皮不可近席，毛发焦，鼻槁，不得汗；肌寒热者，肌痛，唇舌槁，无汗；骨寒热者，病无所安，汗注不休，齿本槁痛。

五十九难

曰：狂癫之病，何以别之？

然：狂疾之始发，少卧而不饥，自高贤也，自辨智也，自贵倨也，妄笑好歌乐，妄行不休是也，癫疾始发，意不乐，僵仆直视。其脉三部阴阳俱盛是也。

六十难

曰：头心之病，有厥痛，有真痛，何谓也？

然：手三阳之脉，受风寒，伏留而不去者，则名厥头痛；入连在脑者，名真头痛。其五藏气相干，名厥心痛；其痛甚，但在心，手足青者，即名真心痛。其真心痛者，旦发夕死，夕发旦死。

六十一难

曰：经言，望而知之谓之神，闻而知之谓之圣，问而知之谓之工，切脉而知之谓之巧。何谓也？

然：望而知之者，望见其五色，以知其病。闻而知之者，闻其五音，以别其病。问而知之者，问其所欲五味，以知其病所起所在也。切脉而知之者，诊其寸口，视其虚实，以知其病，病在何藏府也。经言，以外知之曰圣，以内知之曰神，此之谓也。

六十二难

曰：藏井、荥有五，府独有六者，何谓也？

然：府者，阳也。三焦行于诸阳，故置一俞，名曰原。府有六者，亦与三焦共一气也。

六十三难

曰:《十变》言,五藏六府荣,合,皆以井为始者,何也?

然:井者,东方春也,万物之始生。诸蚑行喘息,蜎飞蠕动,当生之物,莫不以春生。故岁数始于春,日数始于甲,故以井为始也。

六十四难

曰:《十变》又言,阴井木,阳井金;阴荣火,阳荣水;阴输土,阳输木;阴经金,阳经火;阴合水,阳合土。阴阳皆不同,其意何也?

然:是刚柔之事也。阴井乙木,阳井庚金。阳井庚,庚者,乙之刚也;阴井乙,乙者,庚之柔也。乙为木,故言阴井木也;庚为金,故言阳井金也。余皆仿此。

六十五难

曰:经言,所出为井,所入为合,其法奈何?

然:所出为井,井者,东方春也,万物之始生,故言所出为井也。所入为合,合者,北方冬也,阳气入藏,故言所入为合也。

六十六难

曰:经言,肺之原,出于太渊;心之原,出于太陵;肝之原,出于太冲,脾之原,出于太白;肾之原,出于太溪;少阴之原,出于兑骨;胆之原,出于丘墟;胃之原,出于冲阳;三焦之原,出于阳池;膀胱之原,出于京骨;大肠之原,出于合谷;小肠之原,出于腕骨。十二经皆以俞为原者,何也?

然:五藏俞者,三焦之所行,气之所留止也。

三焦所行之俞为原者,何也?

然:脐下肾间动气者,人之生命也,十二经之根本也,故名曰原。三焦者,原气之别使也,主通行三气,经历于五藏六府。原者,三焦之尊号也,故所止辄为原。五藏六府之有病者,皆取其原也。

六十七难

曰:五藏募皆在阴,而俞皆在阳者;何谓也?

然：阴病行阳，阳病行阴。故令募在阴，俞在阳。

六十八难

曰：五藏六府，皆有井、荥、输、经、合，皆何所主？

然：经言所出为井，所流为荥，所注为输，所行为经，所入为合。井主心下满，荥主身热，输主体重节痛，经主喘咳寒热，合主逆气而泄。此五藏六府井、荥、输、经、合所主病也。

六十九难

曰：经言，虚者补之，实者泻之，不实不虚，以经取之，何谓也？

然：虚者补其母，实者泻其子，当先补之，然后泻之。不实不虚，以经取之者，是正经自生病，不中他邪也，当自取其经，故言以经取之。

七十难

曰：春夏刺浅，秋冬刺深者，何谓也？

然：春夏者，阳气在上，人气亦在上，故当浅取之；秋冬者，阳气在下，人气亦在下，故当深取之。

春夏各致一阴，秋冬各致一阳者，何谓也？

然：春夏温，必致一阴者，初下针，沉之至肾肝之部，得气，引持之阴也。秋冬寒，必致一阳者，初内针，浅而浮之至心肺之部，得气，推内之阳也。是谓春夏必致一阴，秋冬必致一阳。

七十一难

曰：经言，刺荣无伤卫，刺卫无伤荣，何谓也？

然：针阳者，卧针而刺之；刺阴者，先以左手摄按所针荥俞之处，气散乃内针。是谓刺荣无伤卫，刺卫无伤荣也。

七十二难

曰：经言，能知迎随之气，可令调之；调气之方，必在阴阳。何谓也？

然：所谓迎随者，知荣卫之流行，经脉之往来也。随其逆顺而取之，故曰迎随。调气之方，必在阴阳者，知其内外表里，随其阴阳而调之，故曰调气之方，必在阴阳。

七十三难

曰：诸井者，肌肉浅薄，气少不足使也，刺之奈何？

然：诸井者，木也；荥者，火也。火者，木之子，当刺井者，以荥泻之。故经言，补者不可以为泻，泻者不可以为补，此之谓也。

七十四难

曰：经言，春刺井，夏刺荥，季夏刺输，秋刺经，冬刺合者，何谓也？

然：春刺井者，邪在肝；夏刺荥者，邪在心；季夏刺输者，邪在脾；秋刺经者，邪在肺；冬刺合者，邪在肾。

其肝、心、脾、肺、肾，而系于春、夏、秋、冬者，何也？

然：五藏一病，辄有五也（色）。假令肝病，色青者肝也，臊臭者肝也，喜酸者肝也，喜呼者肝也，喜泣者，肝也。其病众多，不可尽言也。四时有数，而并系于春、夏、秋、冬者也。针之要妙，在于秋毫者也。

七十五难

曰：经言，东方实，西方虚；泻南方，补北方，何谓也？

然：金、木、水、火、土，当更相平。东方木也，西方金也。木欲实，金当平之；火欲实，水当平之；土欲实，木当平之；金欲实，火当平之；水欲实，土当平之。东方肝也，则知肝实；西方肺也，则知肺虚。泻南方火，补北方水。南方火，火者，木之子也；北方水，水者，木之母也。水胜火。子能令母实，母能令子虚，故泻火补水，欲令金不得平木也。经曰：不能治其虚，何问其余，此之谓也。

七十六难

曰：何谓补泻？当补之时，何所取气？当泻之时，何所置气？

然：当补之时，从卫取气；当泻之时，从荣置气。其阳气不足，阴气有余，当先补其阳，而后泻其阴；阴气不足，阳气有余，当先补其阴，而后泻其阳。营卫通行，此其要也。

七十七难

曰：经言，上工治未病，中工治已病，何谓也？

然：所谓治未病者，见肝之病，则知肝当传之与脾，故先实其脾气，无令得受肝之邪，故曰治未病焉。中工者，见肝之病，不晓相传，但一心治肝，故曰治已病也。

七十八难

曰：针有补泻，何谓也？

然：补泻之法，非必呼吸出内针也。知为针者，信其左；不知为针者，信其右。当刺之时，先以左手厌按所针荥、俞之处，弹面努之，爪而下之，其气之来，如动脉之状，顺针而刺之。得气，因推而内之，是谓补，动而伸之，是谓泻。不得气，乃与，男外女内；不得气，是为十死不治也。

七十九难

曰：经言，迎而夺之，安得无虚？随而济之，安得无实，虚之与实，若得若失；实之与虚，若有若无，何谓也？

然：迎而夺之者，泻其子也；随而济之者，补其母也。假令心病，泻手心主俞，是谓迎而夺之者也；补手心主井，是谓随而济之者也。所谓实之与虚者，牢濡之意也。气来实牢者为得，濡虚者为失，故曰若得若失也。

八十难

曰：经言，有见如入，有见如出者，何谓也？

然：所谓有见如入、有见如出者，谓左手见气来至，乃内针，针入，见气尽，乃出针。是谓有见如入，有见如出也。

八十一难

曰：经言，无实实虚虚，损不足而益有余，是寸口脉耶？将病自有虚实耶？其损益奈何？

然：是病，非谓寸口脉也，谓病自有虚实也。假令肝实而肺虚，肝者木也，肺者金也，金木当更相平，当知金平木。假令肺实而肝虚，微少气，用针不补其肝，而反重实其肺，故曰实实虚虚，损不足而益有余。此者，中工之所害也。

参考文献

［1］郭子维. 语义翻译和交际翻译视角下中医典籍翻译：以《难经》英译本为例［D］. 北京：北京外国语大学，2022.

［2］于佳敏. 宋代书目医籍著录研究［D］. 吉林：吉林大学，2021.

［3］左黎黎. 基于古籍医家的痢疾源流探析［D］. 北京：中国中医科学院，2021.

［4］谢洲.《脉经》脉学用语研究［D］. 南京：南京中医药大学，2017.

［5］王婧斐. 基于《黄帝内经》的郁病理论研究——现代郁病的理论回溯［D］. 福州：福建中医药大学，2022.

［6］付琨. 基于《黄帝内经》五运六气外感病因理论对吉林省冠心病心绞痛发病与气象因素相关性及其预警模型构建研究［D］. 长春：长春中医药大学，2022.

［7］孙畅. 基于《黄帝内经》五运六气理论对吉林省大学生体质与先天运气禀赋及后天因素的相关性研究［D］. 长春：长春中医药大学，2022.

［8］席崇程. 明代温补学派肾命学说及其对《黄帝内经》继承发扬的研究［D］. 北京：北京中医药大学，2021.